居家外食都OK！184種常見排毒食材，

調整體質從「吃」開始

養生食療全書

薬膳・漢方の毒出し食材大全：いつもの身近な食材184種

日本知名中藥專賣店 **藥日本堂** 監修　林姿呈 譯

「本書對排毒食材的看法」

排毒意指將造成身體不適的因素排出體外，
排毒食材便是提供協助的其中一種管道。

身體發冷、潮熱不退、
浮腫、便祕、多尿、少尿、
食慾不振、消化不良、胃脹、
壓力、焦慮、失眠、多夢、
皮膚或頭髮粗糙乾燥、
頭痛、肩頸僵硬、腰痛、眼睛充血、
口乾、喉嚨緊、
慢性疲勞、倦怠……

不適之所以拖延，是體內循環變差，造成毒素累積所引發的惡性循環。
本書根據體質及不適的特徵，將毒素分成六大類型。
請找出自己體內毒素的成因及因應對策（自P8起）。

身體不適或體質並不會在一天之內就有所改善，
今天的身體狀況是在昨日以前我們吃下的食物及生活習慣累積下來的結果。

讓我們一起從每日飲食開始，一點一滴地逐步改善。
請善用本書，從中挑選食材來達成你的目標。

7種排毒食材

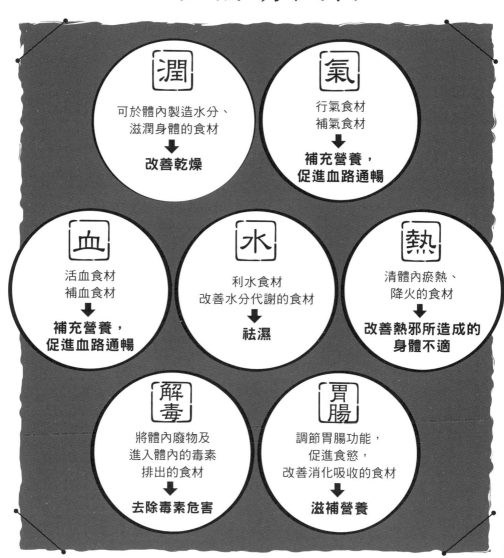

潤	氣
可於體內製造水分、滋潤身體的食材 ↓ **改善乾燥**	行氣食材 補氣食材 ↓ **補充營養，促進血路通暢**

血	水	熱
活血食材 補血食材 ↓ **補充營養，促進血路通暢**	利水食材 改善水分代謝的食材 ↓ **袪濕**	清體內瘀熱、降火的食材 ↓ **改善熱邪所造成的身體不適**

解毒	胃腸
將體內廢物及進入體內的毒素排出的食材 ↓ **去除毒素危害**	調節胃腸功能，促進食慾，改善消化吸收的食材 ↓ **滋補營養**

本書中刊載的食材皆為以上七大類型。

每種食材都有各自的食物屬性，且作用各有不同。

建議依據類型、屬性及作用來綜合挑選食材。

（關於食材屬性介紹自**P14**起）。

本書使用方法

◆食材頁面詳記每項食材於藥膳方面的性質、作用、五味、五性、歸經、產季及適用於哪種毒素，排毒類型的圖標（P3）為其主要對應功能。此外，亦列出建議的搭配食材、烹調技巧、營養學及醫學上備受矚目的成分供參考。

◆食材雖然有助於改善不適，但無法治病。讓我們透過日常飲食的攝取，提高身體本身的治癒力。

◆切勿為了調整不適或體況，大量或持續食用某種特定食材。

◆若有長期不適，務必就醫診治。

為什麼會累積毒素？

氣、血、水的紊亂將導致六種毒素積累

構成身體的三要素。「氣」、「血」、「水」

在中醫裡，保持身心健康，「氣」、「血」、「水」的平衡十分重要（參考左頁）。這三大要素功能雖然各自不同，但並非單獨運作。舉例來說，氣不足，便無法製造血液和水分，也無法將之運行至全身。此外，氣循環不順時，血液和水分的循環也會受阻，從而出現各種不適症狀。

三者相輔相成，相互影響運轉，在複雜的交互作用中取得平衡。其中一者的匱乏或循環變差，都無法維持身心健康。

氣、血、水失去平衡，將導致六種毒素積累

一旦氣、血、水失去平衡，加上原本體質的影響，就容易形成毒素累積。本書根據氣、血、水失衡情形，將毒素分成六種類型。請試著了解自己的體質，找出不適源自何種毒素，將之運用在每日的飲食養生上。

6

氣、血、水平衡

- 活動身體
- 維持體溫
- 遠離病邪（病源）
- 造血滋潤
- 使氣、血、水循環

氣
生命能量

血
血液及其作用

水
血液以外的水分

- 將養分輸送到全身
- 穩定精神狀態
- 滋潤全身

- 滋潤全身
- 造血材料
- 調節體熱

	不足時所引發的症狀	循環不良時所引發的症狀
氣	疲勞、倦怠、精神不濟 手腳冰冷、皮膚無光澤 易受風寒 消化不良、軟便、腹瀉	焦躁、易怒 失眠、多夢、焦慮 喉嚨緊或胸悶 腹脹、嘆氣
血	貧血、起身姿勢性眩暈、暈眩 心悸、呼吸急促、乾性皮膚 手腳冰冷、頭痛、肩頸僵硬 因焦慮而淺眠	黑斑、雀斑、暗沉 肩頸僵硬、腰痛、經痛 身體容易出現腫塊 容易瘀青
水	潮熱、頭昏 皮膚、頭髮粗糙乾燥 糞硬而不易排便 口內炎、口乾	容易浮腫、多汗 想吐、食慾不振 身體沉重、虛胖 面皰、油性皮膚

1 氣虛而積累的
虛弱毒素

因氣不足，無法排毒導致體內積累毒素。
氣虛之下，胃腸消化機能同樣偏弱，
透過溫熱且易消化的食材補氣，可增強體力、促進排毒。

可能出現的症狀

- 軟便、腹瀉
- 手腳冰冷
- 容易呼吸急促
- 強烈困倦
- 易受風寒
- 皮膚無光澤
- 暈眩、起身姿勢性眩暈
- 外表較為蒼老

- 舌頭顏色偏淡
- 臉色蒼白
- 說話音量小

嘆氣⋯

- 容易疲倦
- 沒有食慾

- 疲累時容易浮腫

因應對策

生活

在工作及家務上應量力而為，維持規律的生活。運動或散步皆應適可而止，避免過猶不及。

飲食

挑選補氣食材，不宜省略早餐。胃腸偏弱，應避免過度進食，不宜多食偏冷食物。

2 血液循環不良而積累的 血路不通毒素

因血液循環不順，導致全身上下累積毒素。
血路不通之下，營養也無法順利輸送到全身。
保持身體溫熱，可促進血液循環、幫助排毒。

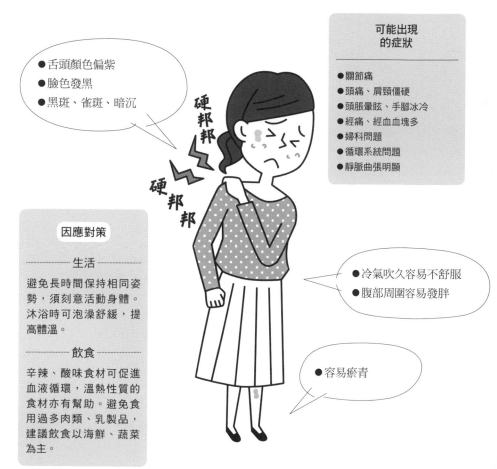

可能出現的症狀

- 關節痛
- 頭痛、肩頸僵硬
- 頭脹暈眩、手腳冰冷
- 經痛、經血血塊多
- 婦科問題
- 循環系統問題
- 靜脈曲張明顯

- 舌頭顏色偏紫
- 臉色發黑
- 黑斑、雀斑、暗沉

硬邦邦

硬邦邦

- 冷氣吹久容易不舒服
- 腹部周圍容易發胖

- 容易瘀青

因應對策

──── 生活 ────

避免長時間保持相同姿勢，須刻意活動身體。沐浴時可泡澡舒緩，提高體溫。

──── 飲食 ────

辛辣、酸味食材可促進血液循環，溫熱性質的食材亦有幫助。避免食用過多肉類、乳製品，建議飲食以海鮮、蔬菜為主。

3 水循環不良而積累的
浮腫毒素

因水循環不良、水分代謝凝滯，
導致毒素主要累積在下半身。
多吃有助於通便、利尿食材，可促進水循環、驅寒排毒。

可能出現的症狀

- 浮腫
- 面皰、粉刺
- 軟便、腹瀉
- 多白帶
- 流鼻涕、多痰
- 容易暈車
- 頻尿、餘尿感
- 迴轉性眩暈

- 舌頭上有厚厚一層白色或黃色舌苔
- 油性皮膚

呼呼弱氣呼

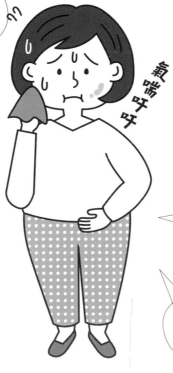

因應對策

生活

衣物不宜太過輕薄，須保暖下半身。盡量每天運動到出汗，應注意棉被是否過度潮濕。

飲食

避免攝取過多肉類、油膩之物、酒、甜食、水果及水。不可暴飲暴食。豆類及瓜類有利水循環。

- 身體沉重
- 容易流汗
- 體型偏胖、虛胖

- 每到雨天或梅雨季容易身體不適

4

氣循環不良而積累的
壓力毒素

因壓力造成氣循環不良而累積毒素。

亦可能造成血水不順，所以也可能是「血路不通毒素」、「浮腫毒素」類型。

建議強化全身循環，將毒素排出體外。

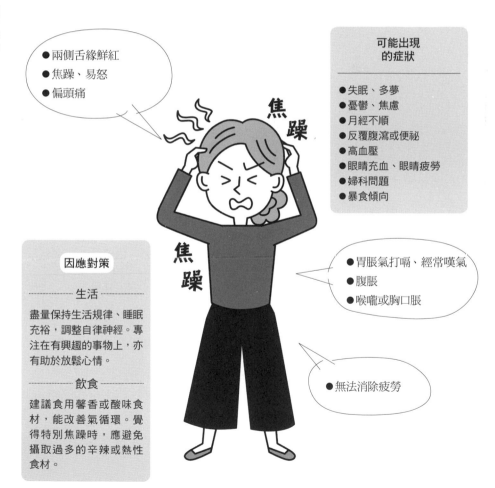

- 兩側舌緣鮮紅
- 焦躁、易怒
- 偏頭痛

焦躁

焦躁

可能出現的症狀

- 失眠、多夢
- 憂鬱、焦慮
- 月經不順
- 反覆腹瀉或便祕
- 高血壓
- 眼睛充血、眼睛疲勞
- 婦科問題
- 暴食傾向

- 胃脹氣打嗝、經常嘆氣
- 腹脹
- 喉嚨或胸口脹

- 無法消除疲勞

因應對策

―― 生活 ――

盡量保持生活規律、睡眠充裕，調整自律神經。專注在有興趣的事物上，亦有助於放鬆心情。

―― 飲食 ――

建議食用馨香或酸味食材，能改善氣循環。覺得特別焦躁時，應避免攝取過多的辛辣或熱性食材。

5 貧血而積累的 營養不良毒素

因營養不良而造成的貧血,使得毒素累積在全身。

首先檢視自己是否偏食,避免採用偏激的減重方法。

攝取補血食物,睡眠充裕,才能順利排毒。

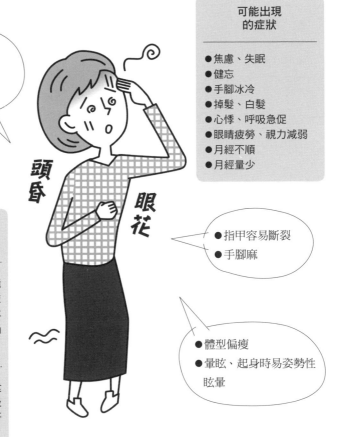

- ●舌頭偏小且顏色淡,舌苔薄
- ●臉色蒼白
- ●皮膚乾燥

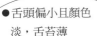

可能出現的症狀

- ●焦慮、失眠
- ●健忘
- ●手腳冰冷
- ●掉髮、白髮
- ●心悸、呼吸急促
- ●眼睛疲勞、視力減弱
- ●月經不順
- ●月經量少

頭昏

眼花

- ●指甲容易斷裂
- ●手腳麻

- ●體型偏瘦
- ●暈眩、起身時易姿勢性眩暈

因應對策

―― 生活 ――

人們的身體在夜晚造血,所以嚴禁熬夜,並確保睡眠充裕。避免沐浴時間過久、用眼過度、激烈運動。

―― 飲食 ――

切勿採行激烈減重,多食用黑色、紅色、甘味及酸味食材。除了肉類及肝臟,亦應多食用蔬菜。

缺水而積累的
缺水毒素

因水分不足導致無法調節溫度，使得體內累積多餘的熱毒。

全身需要滋潤。

夜晚充分休息，多食用清熱、滋潤身體的食材，以利排出毒素。

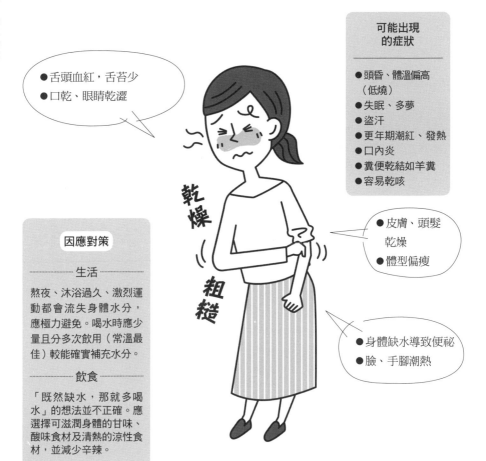

● 舌頭血紅，舌苔少
● 口乾、眼睛乾澀

乾燥
粗糙

可能出現的症狀

● 頭昏、體溫偏高（低燒）
● 失眠、多夢
● 盜汗
● 更年期潮紅、發熱
● 口內炎
● 糞便乾結如羊糞
● 容易乾咳

● 皮膚、頭髮乾燥
● 體型偏瘦

因應對策

生活

熬夜、沐浴過久、激烈運動都會流失身體水分，應極力避免。喝水時應少量且分多次飲用（常溫最佳）較能確實補充水分。

飲食

「既然缺水，那就多喝水」的想法並不正確。應選擇可滋潤身體的甘味、酸味食材及清熱的涼性食材，並減少辛辣。

● 身體缺水導致便祕
● 臉、手腳潮熱

了解五臟六腑及五味五性

為了選擇適合體質、
避免食用不適的排毒食材，
讓我們一同建立
中醫藥膳基礎知識。

身體機能與
食材性質
有著深刻關聯

中醫知識中，身體機能按
「五臟六腑」來分類（下表）。
五臟不僅指有形的內臟，還廣
義包括無形的臟器功能。

五臟六腑的功能

五臟	六腑	功能	有問題時容易出現症狀的部位
肝	膽	促進氣血循環順暢，調節肌肉、關節活動、儲存血液，並調節血液流量多寡，使其流通全身。	肝臟、膽囊 自律神經、情緒、消化、月經、眼睛、指甲、肌肉、肌腱
心	小腸	使血液在全身循環，輸送營養。定心安神。	心臟、小腸 睡眠、精神、意識、血液循環、血路、舌頭、臉色、血脈
脾	胃	控制消化吸收功能，將食物轉換成氣、血、水，輸送到全身。排出體內廢物。維持血液流動及內臟器官位置。	胃、脾臟 消化吸收、味覺、控制出血、口、唇、肌肉
肺	大腸	控制呼吸。使氣水通全身，調節能量及水分，保護體表。	肺、大腸 呼吸、水分代謝、嗅覺、排泄、鼻、喉、皮膚
腎	膀胱	控制水分代謝、身體的成長、發育、生殖。保持骨骼及牙齒正常。	腎臟、膀胱 成長、發育、性慾、生殖、水分代謝、耳、聽覺、頭髮、骨骼、牙齒

※ 六腑中還有一個稱為「三焦」的器官。

14

此外，食材性質可按五味（下表）及五性（下表）分類。

五臟與五味相連，顯示每一種食材作用於其所對應的五臟六腑（稱為歸經）。舉例來說，胡蘿蔔在五味中屬甘味，在五性中屬平性，作用於肝臟及脾臟，由此可知是一種緩解疲勞及胃腸不適的好食材。另外還有一種「整體可食」的概念，例如胡蘿蔔不僅可以整根帶皮吃，葉子亦可食用，所以可輕易獲得其作為食材的功效。

所以，請確實了解食材的性質（屬性）後，再挑選符合體質及緩解不適的食材。

食材的五味與作用

	作用	歸經	食材範例
酸	具有收斂身體的作用可止汗止尿止瀉、止咳，避免過度反應。調節肝功能。	肝	醋、梅子、柑橘類、蘋果、草莓等
苦	清熱、舒緩發炎。可通泄糞便、去除身體多餘水分。調節心臟功能。	心	萵苣、苦瓜、菊花、綠茶等
甘	幫助消化吸收。增強體力，解除疲勞。調節脾臟功能。	脾	米、大豆、雞肉、香蕉、牛奶、蜂蜜等
辛	刺激發汗，祛除體內邪氣。促進血液循環。調節肺功能。	肺	蒜頭、青蔥、韭菜、薑、辣椒、薄荷等
鹹	幫助水分代謝。軟化堅積、消散結塊，改善便祕及膿皰。調節腎臟功能。	腎	蛤仔、花枝、裙帶菜、昆布、醬油等

食材的五性與作用

	作用	食材範例
熱	具有強烈的溫熱驅寒作用，改善寒症所引發的疼痛不適。	肉桂、胡椒、辣椒、威士忌、羊肉、燒酎等
溫	同樣是驅寒作用，但比熱性溫和，可促進氣血循環。	糯米、納豆、魁蒿、青蔥、舞菇、水蜜桃、栗子、核桃等
平	不會影響身體溫熱寒冷，無關季節或體質，可長期食用。滋養強身。	米、大豆、馬鈴薯、香菇、青江菜、鰹魚、豬肉、蛋等
涼	清熱作用，比寒性溫和。改善頭昏、潮熱、失眠等症狀。	大麥、蕎麥、豆腐、蘿蔔、綠豆、草莓等
寒	強烈清熱作用，滋陰消除熱症。舒緩發燒、發炎、興奮。	苦瓜、蒟蒻、西瓜、香蕉、文蛤、羊栖菜、奶油、鹽等

排毒食材的挑選方法

挑選食材應考慮季節和體質

中醫認為世間萬物皆由陰陽組成，體內亦有陰陽分別，陰為清熱滋潤之力，陽為溫暖活動之力，缺陰會以「缺水毒素」呈現，缺陽則以「虛弱毒素」展現。對食材的挑選來說，季節及食材的陰陽亦十分重要。為取得平衡，冬屬陰，所以應採屬陽的溫熱性食材；夏屬陽，所以應採屬陰的寒涼性食材（詳細內容可以參照下表）。

除了順應季節，挑選符合個人體質，避開不適症狀的食材也相當重要。人體受季節、環境、生活習慣等影響，因此亦必須檢視當下的健康狀況。

順應季節的食材挑選方法

	特徵	容易出現的症狀	有益食材
春	需要解毒的季節	大地萌芽，體內容易上肝火，胃腸功能減弱。	解毒食材、有助氣血循環的食材
夏	需要水分代謝的季節	身體容易積濕生熱。	清熱食材、苦味食材、鹹味食材、滋潤食材
秋	需要加強滋潤的季節	空氣乾燥容易流失水分，受風寒、便祕。	酸味食材、甘味食材、滋潤食材、白色食材
冬	需要溫熱、滋補生命力的季節	寒氣導致血路不通，生命力容易衰弱。	溫熱食材、補氣血食材、黑色食材

蔬菜

蔬菜是排毒食材的主角。

可幫助排出體內積聚的瘀熱、濕氣與廢物加以解毒，使氣、血、水循環，為健康奠定基礎。

季節性蔬菜是協助管理每季健康的好幫手。

希望立即見效而過度食用某種特定食材不會有任何好處，搭配組合多種功能不同的蔬菜，才能創造最佳效果。

請仔細思量哪些蔬菜有助於改善個人體質及不適症狀，對症挑選。

vegetables

蘆筍

潤
氣
胃腸

滋潤身體，增進食慾，消除疲勞。亦可有效改善浮腫、頭昏、失眠。

蘆筍可溫和消除瘀熱，去除多餘水分，有效改善浮腫、排尿異常、膀胱炎。同時亦具有滋潤功能，對於常乾咳、口乾者也有效。還可健脾補氣、增進食慾、消除疲勞。當季食用，有助於減輕梅雨及初夏時節容易出現的水分代謝問題、舒緩疲勞。

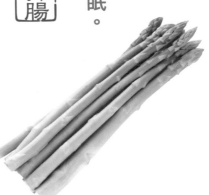

【不適症狀】

惱人的燥熱感、頭昏、潮熱
浮腫、排尿異常、膀胱炎
食慾不振、疲勞、倦怠
乾燥、口乾、乾咳
失眠

【搭配食材】

✚ 冬瓜	✚ 起司	✚ 蝦
冬瓜具有利水功能，兩者搭配，可期待效果加倍。	起司是滋潤食材，在意皮膚或頭髮乾燥時，兩者一起食用，效果加倍。	消除疲勞的最佳組合。蝦亦為補氣聖品，體力不佳時，不妨多加利用。

【烹調技巧】

蘆筍大多水煮汆燙，不過油炒可增進β-胡蘿蔔素的吸收。此外，蘆筍為涼性，如果擔心太冷，可搭配溫熱性的薑、蒜頭一起食用。可試試中式炒菜。

五性	涼	五味	甘

歸經	脾·肺	產季	初夏

類型	浮腫毒素、虛弱毒素

值得關注的成分

●天門冬胺酸：一種能量代謝必要的胺基酸，有助於消除疲勞。
●芸香苷：多酚的一種，可強化微血管，亦有助於改善高血壓。

毛豆

促進氣、血、水循環，
健胃整腸，消除疲勞。
解酒毒。

氣
水
胃
腸

毛豆能健胃整腸、提高消化吸收、改善能量不足等問題。當季食用，有助於緩解夏季倦怠。同時也是利水食材，可有效改善梅雨時期的疲勞或浮腫。亦具備解酒毒功能，當下酒菜可預防宿醉。此外，有助於改善便祕，打造美麗肌膚，十分推薦。

【不適症狀】

精神不濟、疲勞、夏季倦怠症
胃腸虛弱、便祕
浮腫、身體沉重倦怠
酒醉、肝臟疲勞
高血壓

【搭配食材】

➕ 豆腐

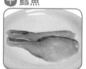
➕ 鱈魚

➕ 醋

豆腐具有清熱功能，與毛豆搭配，可說是夏季倦怠時補充營養的最佳組合。

鱈魚亦有解酒毒作用，適合與毛豆一起炒或做成涼拌料理，當下酒配菜。

毛豆與酸味食材組合可增強保護肝功能，調味毛豆時，不妨添加少許的醋。

| 五性 | 平 | 五味 | 甘 |

| 歸經 | 脾·胃·腎 | 產季 | 夏 |

類型　虛弱毒素、浮腫毒素、
　　　營養不良毒素

【烹調技巧】

毛豆的新鮮度是關鍵。據說採收後大概一天甜度就會減半，買來後建議儘快烹煮食用。此外，與其用大量的水汆燙，清蒸或烘烤更可防止毛豆鮮味流失。

值得關注的成分 　●α-次亞麻油酸：Omega 3脂肪酸之一，可有效保持血管彈性、預防動脈硬化及血栓、降低血壓，並減少低密度脂蛋白（LDL）膽固醇。

秋葵

幫助排出體內廢物、清瘀熱，
潤腸、改善便祕。
促進氣血循環，

氣
血
胃腸

秋葵可調整氣的循環、舒緩焦躁，所以感到壓力或腹脹時，十分推薦食用秋葵。亦可促進血液循環，排出體內瘀熱及廢物，藉此改善面皰、皮膚粗糙、黑眼圈等。此外，透過潤腸功能，還可改善便祕、整腸健胃，提高消化吸收功能。

【不適症狀】

腹脹
乾燥性便祕、潮熱、頭昏
消化不良、食慾不振
面皰、皮膚粗糙、黑眼圈
焦躁、壓力

【搭配食材】

 ➕山藥

 ➕豆腐

 ➕橄欖油

山藥補氣補腎功效高，搭配秋葵，效果加倍，可增強體力。

秋葵可提高豆腐蛋白質的吸收，有助改善夏季倦怠形成的食慾不振。

兩者皆是通便的好食材，可期待效果加倍。可清炒或涼拌。

【烹調技巧】

秋葵切開後烹煮會出水，所以建議稍微去蒂、削去花萼部位，將整根汆燙烹調。煮久一點，湯汁會變黏稠。加入味噌湯或做成湯品時，亦可將生秋葵直接切片立刻烹煮。

五性	平	五味	苦·甘

歸經	脾·胃·腎	產季	夏

類型 血路不通毒素、壓力毒素

値得關注的成分

● 果膠：一種水溶性膳食纖維，可抑制醣吸收，預防飯後血糖值急速上升。
● 黏蛋白：同樣是一種水溶性膳食纖維，可保護胃黏膜，提高蛋白質吸收。

蕪菁

溫和溫暖腹部，改善消化不良及便祕。對頭昏、高血壓也有效。

潤　氣　胃腸

蕪菁具有補五臟、補氣及滋潤功能，對因食慾不振而精神不濟者，助益良多。可溫和溫暖腹部寒氣、改善胃腸不適，因此消化不良、便祕、因體寒造成胸腹疼痛時十分推薦。另外，蕪菁可引上亢腦部的氣火下行（舒緩衝腦的氣火），對頭昏、高血壓、有灼熱感的膿皰、粉刺也有效。

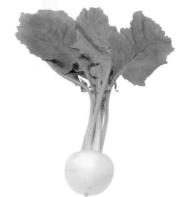

【五性】 溫　　【五味】 苦·甘·辛

【歸經】 脾·肺

【產季】 春·秋

【類型】 血路不通毒素、虛弱毒素

【不適症狀】

消化不良、便祕
乳腺炎
頭昏、潮熱、高血壓
膿皰、粉刺
寒氣引發的腹痛及胸痛

【搭配食材】

 ➕西洋芹

 ➕蜆

 ➕鮭魚

西洋芹具有促進氣水循環的功能，與蕪菁一起食用，可改善焦躁、浮腫。

蜆可去酒毒、清熱。與蕪菁一起食用，可改善浮腫、利尿。

與蕪菁同樣可溫暖腹部、增進食慾，是體力不濟時的最佳組合。

【烹調技巧】

挑選葉子新鮮翠綠的蕪菁，愛物惜物地全部吃掉。蕪菁葉沒什麼澀味，所以無須過水汆燙。可燉、可炒、可煮湯，煮法變化多端。此外，蕪菁皮軟，建議連皮食用。

值得關注的成分
- 澱粉酶：一種消化酵素，可改善胃脹、胃食道逆流，具整腸作用。
- 鈣：蕪菁葉每100克中富含250毫克的鈣，約牛奶的兩倍。

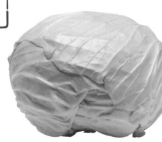

高麗菜

改善胃部不適、胸悶、腹脹，協助肝臟排毒。

高麗菜可幫助功能低下的胃恢復正常，廣泛應用在食慾不振、消化不良、胃痛、胃潰瘍等症狀，且可補腎、消除疲勞，對減緩老化症狀也十分有效。此外，還可增強肝功能、舒緩肝臟疲勞、幫助解毒。所以，在需要解毒的春天，高麗菜是最值得推薦的好食材。

氣　胃腸　解毒

【不適症狀】

食慾不振、胃脹、消化不良
胃脹氣打嗝、腹脹、胃痛、胸悶
胃潰瘍
肝臟疲勞、黃疸
疲勞、精力不足、老化

【搭配食材】

  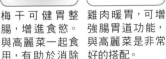 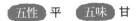

＋梅干
梅干可健胃整腸，增進食慾。與高麗菜一起食用，有助於消除疲勞。

＋雞肉
雞肉暖胃，可增強腸胃道功能，與高麗菜是非常好的搭配。

＋蝦
蝦屬於精力食材，高麗菜有助於蝦的營養吸收，增強體力。

五性 平　**五味** 甘

歸經 肝・胃・腎

產季 春・夏・冬

類型 虛弱毒素、營養不良毒素

【烹調技巧】

春季高麗菜脆嫩，適合生吃或清炒加熱，冬季高麗菜適合燉煮，夏季（高山）高麗菜口感介於春冬兩季之間，不妨善加利用各個季節的當季美味。注意高麗菜切碎後遇水會造成維生素C流失。

值得關注的成分
●維生素U：又稱抗潰瘍因子。因具有抗潰瘍作用，亦用在醫藥品。生吃最有效。
●硫代葡萄糖苷：生吃高麗菜，硫代葡萄糖苷會在腸道內轉換成異構硫氰酸鹽，報告指出，後者有抗癌功能。

22

具利尿功能，
排除瘀熱及濕氣。
對面皰、喉嚨痛也有效。

小黃瓜

小黃瓜具有清熱、利水功能，可改善夏季倦怠症、中暑、潮熱、紅臉症。清熱可抑制發炎而發揮解毒作用，對腫脹的喉嚨痛、面皰相當有益。就結果來看，體內水循環變順暢，所以亦有利於改善排尿異常、浮腫、慢性腹瀉。然而感到腹部發冷時，不宜過度食用。

【不適症狀】

夏季倦怠症、中暑
燥熱感、潮熱、紅臉症
浮腫、排尿異常、慢性腹瀉
喉嚨痛
面皰

【搭配食材】

 ✚ 黑木耳

 ✚ 薑

 ✚ 芫荽

黑木耳有清血功能，與小黃瓜一起食用，有益預防高血壓。

用溫性的薑調味，可使小黃瓜清熱的效果更加的溫和。

暖和身體，促進消化，與小黃瓜是改善夏季倦怠症的食慾不振、疲勞的最佳組合。

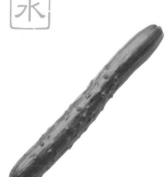

| 五性 | 涼 | 五味 | 甘 |

 歸經 小腸・胃 　 產季 夏

 類型 浮腫毒素

【烹調技巧】

小黃瓜以涼拌居多，但亦可加熱食用。若在意夏天吹冷氣形成的體內積寒，推薦炒或煮，可加一點薑、紅辣椒，讓清熱效果更溫和。

值得關注的成分
● 磷脂酶：一種脂肪分解酵素，據說有助於減重或改善飲食生活。
● 吡嗪：一種帶青草味的成分，有助於預防腦梗塞及心肌梗塞。

西洋菜

促進血液循環、
去除瘀熱與積水的毒素，
亦有助改善焦躁及焦慮。

熱
水
血
解毒

過多的熱與水相互糾結容易在體內累積毒素，引發各種不適。西洋菜可通血路、排出毒素。此外，產季的春天亟需肝臟解毒，西洋菜有助於維護肝功能。獨特的香氣亦有促進氣循環的作用，有助於舒緩焦躁及焦慮。

【不適症狀】

血路不通
燥熱感、潮熱
黃疸
吃太多引起的便祕
焦躁、焦慮、喉嚨緊、便祕

【搭配食材】

 柑橘類

 文蛤

 胡椒

柑橘類屬酸味食材，亦有助肝功能，對解毒十分有效。

文蛤亦可清熱，增強肝功能，可期待效果加倍。

體寒者可添加熱性的辛味胡椒，使西洋菜的清熱效果更溫和。

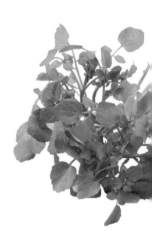

五性　微寒　　五味　甘・辛

歸經　肝・肺　　產季　春

類型　浮腫毒素、壓力毒素、血路不通毒素

【烹調技巧】

西洋菜加熱後十分美味，建議可做成壽喜燒、義大利麵配菜，但須注意的是，可促進肉消化的苦味、辛味成分的黑芥酸鉀加熱後會失去作用，搭配肉類菜餚時，建議生吃。

值得關注的成分 ●黑芥酸鉀：苦味成分，生吃有助於預防癌症，促進血液循環。
●鈣：西洋菜含有豐富鈣質，有助於強化骨骼，舒緩焦躁。

24

排除體內的毒素。
促進氣、水、熱循環，
增進胃功能。

芫荽

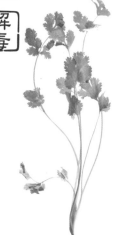

水

胃腸

解毒

自古埃及時代，芫荽便遠近馳名，深受東西方文化喜愛。有助強化胃部功能，改善消化不良、腹脹，亦可增進食慾。還可清熱祛濕，透過其本身的解毒效果，排出體內積累的毒素。此外，亦有發汗、透疹*等作用，引上亢腦部的氣火下行，促進循環。

*譯註：一種麻疹治療，即出疹的病在應出而未出或疹出不順時，使疹子順利透出的療法。

【不適症狀】

過度進食、腹脹、消化不良、食慾不振
胃脹氣打嗝、打嗝
壓力過大
頭痛、燥熱感
浮腫

【搭配食材】

➕ 青蔥

➕ 竹筴魚

➕ 萊姆

| 兩者皆為溫性，可散寒，促進氣行，解毒的最佳組合。 | 搭配溫暖胃腸的竹筴魚，可促進消化吸收，疲憊時補充營養的最佳選擇。 | 宜人的香氣有助於舒緩壓力，兩者一起食用，效果加倍。 |

【烹調技巧】

過熟的芫荽，不但香氣變差，口感也會變老，應儘量挑選新鮮翠綠的嫩葉。芫荽容易乾燥，所以買來後建議用濕紙巾包覆裝進塑膠袋中，儲存在冰箱的蔬菜冷藏盒，儘早食用。

| 五性 | 溫 | 五味 | 辛 |

| 歸經 | 脾·肺 |

| 產季 | 春至初夏 |

| 類型 | 浮腫毒素、壓力毒素 |

值得關注的成分
● β-胡蘿蔔素：可在體內轉換成維生素A，有助於抗氧化、保護黏膜。
● 維生素C：保持血管、皮膚、軟骨健康，有助於預防感冒、消除疲勞。

牛蒡

清熱解毒，
對膿皰或便祕非常有效。
亦可減少降低中性脂肪、血糖值。

 熱
 水
 解
 毒

牛蒡可清瘀熱、排除體內廢物，解毒作用強，可改善膿皰、粉刺、體熱所引發的喉嚨腫脹或喉嚨痛。亦有發汗、利尿作用，對水循環不良亦十分有益。可改善喉嚨乾、身體缺水導致的便祕。另外，牛蒡的果實稱為牛蒡子，為中藥材的一種，可用於解毒、解熱、感冒、麻疹等。

【不適症狀】

有灼熱感的膿皰、粉刺
喉嚨腫脹或疼痛
便祕、喉嚨乾、舌頭黏膩
潮熱、燥熱感
排尿異常、浮腫

【搭配食材】

 ✚ 芝麻油

 ✚ 豆腐

 ✚ 味噌

芝麻油潤腸通便，與牛蒡一起食用，對乾燥引起的便祕十分有效。

豆腐與牛蒡同樣可清熱，促進水循環，改善潮熱、乾燥等問題。

味噌亦與牛蒡同樣可排除體內多餘水分，促進解毒。對解酒毒也有效。

【烹調技巧】

牛蒡表皮含有獨特風味，建議不削皮，用刷子快速刷洗後烹煮。牛蒡的澀味中含有豐富多酚，有助於保持健康。此外，須注意泡水或沖水太久，皆會造成風味及多酚流失。

五性	涼	五味	甘‧辛
歸經	肝‧肺	產季	秋～冬

類型　虛弱毒素、壓力毒素‧浮腫毒素

值得關注的成分
●膳食纖維：牛蒡含豐富的水溶性膳食纖維，有助於改善便祕及腸道內環境。
●菊糖：具整腸效果，可降低血中中性脂肪，抑制血糖值上升。

小松菜

清瘀熱、潮熱，
對焦躁、失眠、高血壓十分有效。
潤腸，改善便祕。

小松菜可清熱，舒緩瘀熱引起的焦躁、焦慮、失眠、心悸，具安神作用。尤其能消除胸腔累積的瘀熱，改善喉嚨腫脹、喉嚨痛、咳嗽、化痰。促進脾功能恢復正常，改善消化不良，對舒緩疲勞、倦怠也有效。此外，亦有潤腸通便作用，改善便祕。

【熱】
【胃腸】

【不適症狀】

潮熱、頭昏、眼睛充血
焦躁、焦慮、失眠、疲勞
喉嚨腫脹、咳嗽、痰
消化不良、便祕
高血壓

【搭配食材】

＋奶油　**＋鮭魚**　**＋檸檬**

奶油可潤腸，有效改善膿皰，兩者搭配可期待效果加倍。

鮭魚性溫，可使小松菜清熱效果更溫和，補氣血。

加上豐富的維生素C，可促進吸收小松菜的鈣質。

【烹調技巧】

小松菜沒有澀味，無須像菠菜一樣過水汆燙，煮菜或煮湯時可直接烹煮。此外，用油清炒可促進小松菜富含的β-胡蘿蔔素及維生素K等更容易吸收，十分推薦炒菜或拌沙拉食用。

| 五性 | 涼 | 五味 | 甘・辛 |

歸經　肝・脾・肺

產季　秋～冬

類型　血路不通毒素、壓力毒素

值得關注的成分
●鐵：構成紅血球的成分，有助於運輸及儲存氧氣，與蛋白質一起攝取，效率更佳。
●鈣：小松菜的鈣含量大約牛奶的1.5倍，可保持骨骼及牙齒健康，舒緩焦躁。

四季豆

提高水分代謝，改善梅雨季至夏天的食慾不振、浮腫、倦怠。

氣　水　胃腸

四季豆健脾暖胃，可調節消化功能，改善食慾不振、胃脹。此外，在梅雨至夏季這段產季期間，濕度與溫度驟升，造成體力大量消耗，四季豆可補氣增強體力，排除體內淤積的水分，改善倦怠及浮腫，推薦給容易因高溫潮濕而降低食慾的你。

【不適症狀】

食慾不振、胃脹
夏季倦怠症、梅雨倦怠症、疲勞
倦怠、浮腫
多汗
便祕、軟便

【搭配食材】

 ➕豬肉

 ➕核桃

 ➕蒜頭

豬肉的脂肪可滋養潤腸，搭配四季豆可改善身體因為缺水而導致的便祕。

核桃具潤腸效果，可改善便祕及皮膚粗糙，對消除疲勞、抗老化效果超群。

改善夏季倦怠症的最佳組合。可增進食慾，促進消化，改善倦怠。

【烹調技巧】

四季豆多半水煮、烹煮或拌炒，簡單用微波爐加熱較為軟嫩，帶來不同口感。此外，直接油炸，風味更加濃郁。與蒜頭等其他食材拌炒也是不錯的嘗試。

 五性　平　　 五味　甘

 歸經　脾・胃　　 產季　梅雨～夏

 類型　浮腫毒素、虛弱毒素

值得關注的成分
●天門冬胺酸：一種代謝能量的必需胺基酸，有助於消除疲勞。
●鉀：可排出多餘的鈉，幫助穩定血壓，亦有助於消除浮腫。

荷蘭豆

利水，改善食慾不振及浮腫。
解毒作用，對粉刺也有效。

荷蘭豆尚未成熟時，可連莢一起食用，成熟後取出的豆子即為豌豆，兩者性質及功能相同。補氣，可促進脾臟正常運作，有益於消除疲勞；增強消化功能，改善食慾不振及腹瀉，且可排除多餘水分，對浮腫、嘔吐、腹瀉也有效。此外，透過解毒作用，亦有助於改善粉刺。

水　氣　解毒

【不適症狀】

食慾不振、胃脹
浮腫、嘔吐、腹瀉
疲勞、倦怠
粉刺、化膿性濕疹
糖尿病

【搭配食材】

 玉米

兩者皆有利尿效果，有助於改善浮腫、倦怠、疲勞。

 萵苣

兩者組合可促進母乳分泌，可望效果加倍。

＋ 雞肉

雞肉溫暖胃腸，提振精神，兩者搭配是改善食慾不振、消除疲勞的最佳組合。

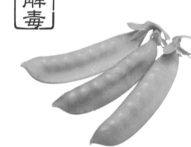

【烹調技巧】

荷蘭豆的新鮮度一旦開始下降就會變硬，買來後應儘快剝莢水煮備用。想要煮出鬆軟又不皺皮的豆子，技巧是煮熟後連同水煮的湯汁一同靜置等待溫度下降至常溫。

五性	平	五味	甘

歸經	脾	產季	春～初夏

類型	虛弱毒素、浮腫毒素

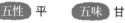

值得關注的成分

●β-胡蘿蔔素：可在體內轉換成維生素A，有助於抗氧化、保護黏膜。
●維生素C：有效預防感冒，消除疲勞，含量與草莓一樣豐富。

紫蘇

促進發汗，清熱，
減緩季節性過敏性鼻炎及過敏。
亦有助於預防食物中毒。

氣
熱
解毒

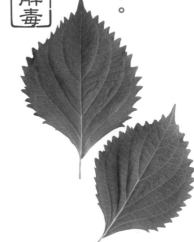

綠紫蘇盛產在梅雨季，可增強氣血循環、促進發汗、預防瘀熱累積。同時可去除濕氣帶來的寒氣，溫和地暖和腹部與四肢，有助於改善梅雨期間的不適，亦可增進食慾、改善消化不良。此外具備解毒功能，可預防海鮮類的食物中毒症狀。

【不適症狀】

發冷、寒顫、發燒
焦躁、潮熱、頭昏
消化不良、胃脹氣打嗝、腹脹、食慾不振
預防海鮮中毒、季節性過敏性鼻炎
嘔吐、腹瀉、口臭

【搭配食材】

 西洋芹

兩者皆可促進氣循環，舒緩焦躁以及壓力的推薦組合。

旗魚

促進氣循環的最佳組合，旗魚嫩煎後，不妨鋪上滿滿的紫蘇。

襄荷

襄荷與紫蘇皆可促進氣血循環，有助於改善膿皰、疼痛。

五性 溫　　五味 辛

歸經 脾・肺　　產季 初夏

類型 血路不通毒素、壓力毒素

【烹調技巧】

紫蘇切碎或用手撕會散發香氣，但時間一久便會出現澀味且變色，所以建議食用前再處理。除了做辛香料以外，亦可在剛煮熟的白飯或義大利炒麵上添加滿滿的紫蘇，增添風味。

值得關注的成分　　●紫蘇醛：紫蘇的香味成分，具強烈的抗菌效果及防腐作用，亦可促進消化酵素分泌，增進食慾或幫助消化吸收。

養肝調心，改善情緒不穩、失眠或多夢。亦有助於胃腸及眼睛的健康。

山茼蒿

氣　熱　胃腸

山茼蒿能養肝調心，舒緩壓力所造成的不適，失眠或頻繁作夢時，建議食用。亦可健脾，促進胃腸功能恢復正常，所以可改善食慾不振、胃部問題造成的口臭等。此外，清肺熱的功能有助於改善咳嗽、化痰，對眼睛充血或改善視力亦非常有效。

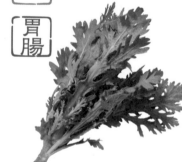

| 五性 | 平 | 五味 | 甘·辛 |

歸經　肝·心·脾·肺

產季　冬～春

類型　壓力毒素

【不適症狀】

情緒不穩、失眠、多夢
壓力、焦躁
眼睛充血、視線模糊
食慾不振、胃不適、嘔吐、口臭
痰、咳嗽

【搭配食材】

➕ 蘿蔔

➕ 星鰻

➕ 胡蘿蔔

兩者皆可調節肺功能，改善咳嗽、氣喘及化痰，對舒緩壓力也有效。

星鰻具有促進血液循環作用，山茼蒿可增強其效力，改善肩頸僵硬問題。

兩者為調節肝功能的最佳組合，眼睛不適時不妨食用。

【烹調技巧】

山茼蒿多用來煮湯，但生食同樣美味可口。摘下嫩葉，把剩餘的莖切薄片做成沙拉或涼拌。少有澀味，所以無須過水去澀，便可盡情享用生食特有的口感及香氣。

值得關注的成分

● 綠原酸：一種多酚，具強烈抗氧化作用，有助於預防老化及癌症。

● β-胡蘿蔔素：山茼蒿每100克中含量高達4,500微克相當豐富，有助於維持黏膜健康及良好視力。

改善體熱引起的膿皰、咳嗽。
促進水循環，消除浮腫，滋潤皮膚。

蓴菜

潤 熱 水

蓴菜是改善梅雨季或夏天高溫潮濕引發身體不適的好食材，溫和減緩瘀熱造成的膿皰、癰（一種化膿性炎症）、紅臉症、身體濕氣所引發的浮腫、多汗，還可促進水循環，滋潤肌膚，美膚效果令人期待。此外，表面的黏性成分中含有的多醣類可保護並強化胃黏膜。

【不適症狀】

潮熱、頭昏、紅臉症
癰、膿皰
浮腫、多汗
皮膚粗糙、乾燥
胃脹、食慾不振、胃潰瘍

【搭配食材】

 ➕ 薑

薑的溫性可平衡蓴菜的清熱效果，不妨一起做成涼拌小菜。

➕ 奇異果

奇異果性寒，屬甘味食材，與蓴菜一起食用，可期待效果加倍。

 ➕ 番茄

兩者相同產季，一起食用效果加倍。如果擔心太涼，應避免同時食用。

【烹調技巧】

蓴菜可生食、水煮、醋漬。如欲生食，可快速汆燙後，置入冰水冰鎮再瀝乾調味。水煮、醋漬則可瀝乾水分後，再次以乾淨清水過水並瀝乾處理。用於火鍋或湯品時，應避免過度加熱。

 五性 寒　 五味 甘

歸經 肝・脾

產季 初夏～夏季

類型 浮腫毒素、缺水毒素

值得關注的成分　●多酚：蓴菜和綠茶一樣含有豐富的多酚。報告指出，多酚可預防不良生活習慣所引發的疾病（通稱為生活習慣病），減緩皺紋、下垂及橘皮組織。

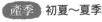

薑

溫暖四肢與胃腸，
改善風寒或胃腸不適。
對咳嗽、痰、喉嚨痛也有效。

[胃腸]　[解毒]

風寒（著涼受寒）是因為「風邪」造成的身體不適，薑可舒緩初期症狀。生薑可溫暖四肢等身體部位，經過加熱或乾燥後，可驅除體內核心的寒氣，溫暖胃腸，藉以整腸健胃，對預防反胃噁心相當有效。還可增強肺功能，因此對舒緩咳嗽、化痰、喉嚨痛或胸痛亦十分有益。

【不適症狀】

風寒初期症狀、寒顫
發冷、血路不通
咳嗽、痰、喉嚨痛、胸痛
食慾不振、腹痛、反胃
海鮮類的食物中毒

【搭配食材】

➕ 紅茶

紅茶亦為溫性，可期待效果加倍，還可添加蜂蜜，滋養潤肺。

➕ 粥

米可補氣，精神不濟或胃腸不適時，一碗薑粥非常有效。

➕ 小黃瓜

薑的溫性可舒緩小黃瓜的清熱效果，增進食慾。

五性	溫	五味	辛

歸經	脾・胃・肺	產季	冬

類型　血路不通毒素、浮腫毒素、壓力毒素

【烹調技巧】

不妨自製乾薑片，可打從體內核心暖和身體。把薑連皮切成薄片，平均鋪放在籃子上風乾二至三天，確實乾燥後冷藏保存，可放入紅茶或湯品中，或磨成粉末當調味料使用。

值得關注的成分　●薑油、薑酚：可暖身，促進血液循環，對關節痛亦有助益。可提高新陳代謝，亦有望抑制脂肪堆積。

蔭瓜

潤
熱
水

去除夏天乾燥與暑氣造成的症狀，滋潤身體，改善焦躁。

蔭瓜是清熱、促進水循環、滋潤身體的好食材，可舒緩惱人的燥熱感，改善瘀熱引起的多汗、膿皰、發炎。滋潤功能不僅止渴解燥，還可舒緩熱邪及乾燥引發的焦躁，適用帶熱毒的缺水毒素。此外，亦有利尿功能，對排尿異常或浮腫也有效。

【不適症狀】

惱人的燥熱感、焦躁
膿皰、發炎
潮熱、口乾、喉嚨乾、乾燥、多汗
食慾不振、胃脹
浮腫、排尿異常、腹瀉

【搭配食材】

 ➕ 薑

 ➕ 文蛤

 ➕ 醋

添加溫性的薑，使蔭瓜的清熱效果更溫和，適合做醃蔭瓜。

兩者的功能相同，可望效果加倍，建議可以做成湯品。

蔭瓜的甘味與醋的酸味結合，可生津滋潤，炒菜時不妨以醋調味。

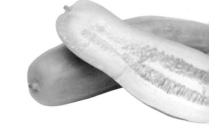

【烹調技巧】

蔭瓜生吃、加熱兩相宜，但體內有寒意時應避免過度生食。沒有澀味或強烈特色，可醃、可炒、可煮、入味噌湯，亦可與補氣的肉類做成湯品。

| 五性 | 寒 | 五味 | 甘 |

歸經 肺·胃·大腸·膀胱

產季 初夏～夏

類型 浮腫毒素、缺水毒素

值得關注的成分 ●維生素K、鉀：蔭瓜含量相對豐富，維生素K可預防骨骼疏鬆症，維持動脈健康。鉀是一種平衡鹽與水分的礦物質，可穩定血壓。

櫛瓜 【潤】【熱】

舒緩帶有潮熱、乾渴、焦躁等症狀的夏季倦怠症、中暑，改善皮膚乾燥及乾咳。

櫛瓜可促進水循環，清瘀熱，是非常適合夏天的食材。

可改善燥熱感、潮熱、口乾，中暑或出現夏季倦怠症時十分推薦。不僅可滋潤口腔或肌膚，更滋養潤肺，所以對乾咳也有效。亦可舒緩瘀熱引發的焦躁或煩躁情緒，此外還有助於腎臟，促進水循環，所以對排尿異常也有效。

【不適症狀】

潮熱、口乾、乾咳、皮膚乾燥
中暑
浮腫、排尿異常、膿皰
腹脹
焦躁

【搭配食材】

 ➕ 番茄

 ➕ 蒜頭

 ➕ 起司

同為夏季蔬菜，清熱效果十足。亦可添加茄子、小黃瓜。

蒜頭性溫，可使櫛瓜清熱效果更溫和，體內有寒意時最佳組合。

起司亦可滋養潤肺，改善乾咳、喉嚨乾、微熱等效果加倍。

【烹調技巧】

櫛瓜與油非常登對，可增進櫛瓜皮中富含的β-胡蘿蔔素吸收，建議可清炒或燜燒。生吃亦相當美味，可有效吸收鉀及維生素C，不妨切薄片做成沙拉或搭配義式生魚片或生肉片。

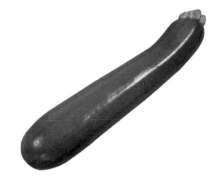

 五性 寒　　五味 甘

 歸經 脾・肺・腎　　產季 夏

類型 浮腫毒素、壓力毒素、缺水毒素

值得關注的成分 ▶ ●鉀：一種平衡體內鹽分與水分的礦物質，可預防熱衰竭、痙攣、浮腫。鉀會隨汗水排出，所以不妨藉由食用櫛瓜來補充。

芹菜

促進體內熱與水的循環，
幫助春天不可或缺的排毒，
促進肝功能恢復正常。

氣・熱・水・解毒

芹菜清熱，可促進水循環、改善燥熱感、浮腫。芹菜產季落在春天，此時身體亟需排毒，所以肝功能十分重要。

芹菜可幫助被熱毒擾亂的肝功能恢復正常，促進血液循環、增強解毒效果。此外，肝臟瘀熱上火時，易使人焦躁、易怒，芹菜亦可有效減輕上述症狀，並幫助改善易出血體質。

【不適症狀】

燥熱感、潮熱、頭昏
浮腫、排尿異常
焦躁、易怒
鼻血、血尿、異常出血
白帶

【搭配食材】

 ＋蕎麥

 ＋大麥

 ＋柑橘類

蕎麥亦有助於氣循環，可改善緊張造成的不適，兩者一起可望效果加倍。

與芹菜同樣具清熱、消除浮腫的效果，建議可於大麥飯中加芹菜做成拌飯。

柑橘類等酸味食材亦有助於肝功能，與芹菜一起食用，效果更為顯著。

【烹調技巧】

一般市售芹菜不太有澀味，可簡單汆燙或直接烹煮。根部也相當美味，所以儘量不要切除，口感像牛蒡，帶有淡淡清甜，非常適合火鍋等配料。

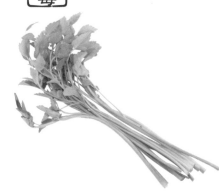

五性	涼	五味	苦・甘
歸經	肝・胃・肺	產季	春

類型　血路不通毒素、壓力毒素

值得關注的成分　●葉酸：有助於胎兒正常發育，對孕婦是非常重要的維生素。此外葉酸是造血不可或缺的成分，缺乏葉酸時，恐引發貧血、暈眩、呼吸急促、心悸等症狀。

西洋芹

清除上亢上半身的瘀熱，
舒緩頭昏及壓力。
改善眼睛充血或視線模糊。

氣
熱
水
解毒

西洋芹產季在春天，此時身體非常需要解毒，肝經旺盛，容易積熱。西洋芹有助於清肝熱，改善與肝臟關係密切的眼睛問題，香氣可安神、舒緩焦躁或壓力，還可促進氣血循環，對高血壓、暈眩、頭痛等亦是有益食材，亦有利尿的作用。

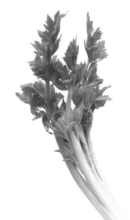

【不適症狀】

燥熱感、潮熱、頭昏
壓力、情緒不穩
高血壓、暈眩、頭痛
眼睛充血、視線模糊
浮腫、排尿異常

【搭配食材】

✚ 豬肉	✚ 香菇	✚ 番茄
豬肉的滋潤功能，加上西洋芹的清熱效果，可舒緩潮熱。	香菇亦有益於降低高血壓，一起做成湯品，效果顯著。	舒緩焦躁的最佳組合。可做成沙拉生食，或加熱做湯品。

 五性 涼　 五味 苦・甘・辛

歸經 肝・肺・胃　產季 春

類型 浮腫毒素、壓力毒素

【烹調技巧】

葉子含有豐富的香味成分及各種維生素，如果不喜太濃郁的香氣，可煮或炒，更容易入口。西洋芹切碎做成醬油沾醬，就是一種風味十足的調味料，不論沾醬或入菜烹煮，用法多樣且便利。

值得關注的成分 ▶ ●萜：一種香味成分，據說有助於鎮定神經興奮、舒緩壓力、調節自律神經，檜木等樹木中亦含有相關成分。

蠶豆

提振胃腸功能，
排出多餘水分，
改善浮腫、疲勞。

 氣

 水

胃腸

蠶豆可調節脾臟機能，補氣、促進水循環，亦具有利尿作用，能提振胃腸功能，排除體內累積的多餘水分。緩和食慾不振、胃脹、胃酸過多，促進消化吸收，幫助消除疲勞。蠶豆的薄皮或湯汁亦有功效，建議連皮燉煮或煮湯，才能完整食用不浪費。

【不適症狀】

浮腫、排尿異常
食慾不振、胃脹、胃酸過多
疲勞、呼吸急促
便祕

【搭配食材】

 ＋牛肉

 ＋馬鈴薯

 ＋裙帶菜

牛肉補氣作用非常高，與蠶豆一起食用，有助於消除疲勞。

功能與蠶豆相同，胃腸虛弱時，是非常有效的組合。

改善浮腫的最佳組合。將蠶豆去皮，以蒜頭醬油拌炒最對味。

【烹調技巧】

蠶豆大多水煮食用，乾烤亦十分美味。不剝豆莢，直接用烤麵包機或烤架燒烤，豆莢表皮焦黑即完成。豆莢內的蠶豆像被蒸烤一般，可以享受豆本身的濃郁香甜與美味。

 五性 平　　 五味 甘

歸經 脾‧胃　　 產季 初夏

 類型 虛弱毒素、浮腫毒素

值得關注的成分

●植物性蛋白質：蠶豆含有豐富的植物性蛋白質，可說是補充蛋白質的營養聖品。
●維生素B群：富含碳水化合物代謝必須的維生素B1，及保持黏膜健康的維生素B2。

蘿蔔

氣
熱
水
胃
腸

清肺熱，
舒緩多痰的咳嗽及氣喘。
亦有整腸健胃功能。

蘿蔔可促進上半身的氣循環，調節胃與肺的功能。化痰改善喉嚨不適，舒緩咳嗽、氣喘、支氣管炎等症狀。增強氣循環，促進消化，改善長期的胃脹或吃太多引起的消化不良。還可生津潤肺、滋養喉嚨，對風寒感冒也十分有效，此外利尿作用有益於改善浮腫問題。

【不適症狀】

咳嗽、痰、氣喘、支氣管炎
壓力太大
消化不良、食慾不振、嘔吐、腹脹、便祕
風寒、口乾
浮腫

【搭配食材】

+ 蛤仔

+ 薑

+ 昆布

蛤仔亦有化痰、清熱功能，可期待效果加倍。

如果擔心太涼，可搭配溫性的薑，舒緩蘿蔔的清熱效果。

與蘿蔔同樣可改善便祕及浮腫，但須注意吃太多，可能引發寒症。

【烹調技巧】

基於整體可食用的全食物概念，建議連皮一起吃，所以製作蘿蔔泥時，連皮一起磨吧。煮湯或燉煮時，亦建議帶皮一同慢慢烹煮。如欲削皮，削下的皮可以切成細絲，以甜醋或柑橘醋醃漬做成家常菜。

五性 涼　　五味 甘・辛

歸經 脾・胃・肺・大腸

產季 冬

類型 浮腫毒素、壓力毒素

值得關注的成分 ●蘿蔔葉的營養素：蘿蔔葉是非常好的黃綠色蔬菜，富含鉀、鈣、鐵、維生素A、E、K、C、膳食纖維等營養成分，不妨選購帶有葉子的蘿蔔。

竹筍

有助於春天排毒的食材。
清熱利水，化痰，
改善浮腫及便祕。

熱
水
解毒

春天排毒目的在排出冬天累積的體內廢物，當令的竹筍正好可助身體一臂之力。竹筍可促進水循環，清除瘀熱。體內累積多餘水分會引發痰或咳嗽，亦可借助竹筍之力來改善。此外，竹筍可有效舒緩腹脹及胃食道逆流，還有利尿作用，可改善浮腫及便祕。體寒或胃腸不適者不宜多食。

【不適症狀】

咳嗽、痰、聲音沙啞
腹脹、胃食道逆流
便祕
燥熱感、頭昏、焦躁
浮腫

【搭配食材】

 裙帶菜

具有利尿、改善便祕作用，與竹筍一起燉煮，可期待效果加倍。

 雞肉

雞肉亦富含酪胺酸（參考本頁底下內容），可提高竹筍功效。

山椒

可舒緩竹筍的清熱效果，增添香氣，非常相配的良好搭檔。

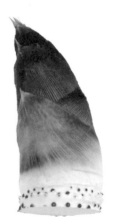

 五性　寒　　五味　甘

歸經　胃・大腸

產季　春～初夏

類型　虛弱毒素、浮腫毒素

【烹調技巧】

竹筍採收一段時間後，澀味會愈來愈明顯，所以入手後應即刻烹煮。烹煮時可加米糠去澀，利用濃稠的洗米水亦可有效去澀。煮熟後不要立即取出，連同煮筍湯汁一起放涼，可確實去除澀味。

值得關注的成分　●酪胺酸:切竹筍時，切面上浮現的一顆顆白色顆粒就是酪胺酸，屬於胺基酸的一種，具有活腦、提振精神、舒緩壓力等功能。

洋蔥

打通氣血凝滯促進循環，改善胃腸不適、血路不通。有助改善慢性疲勞。

洋蔥同時兼具甘辛兩種性質，是滋養強身同時促進氣血循環的好食材，可改善胃腸不適、胃脹氣打嗝、反胃、食慾不振等狀況，對肩頸僵硬、頭痛也有效，亦有助於舒緩黏痰、咳嗽。然而，洋蔥性溫，所以有潮熱、眼睛充血等症狀時不宜多食。

【 氣 】【 血 】【 胃腸 】

| 五性 | 溫 | 五味 | 甘・辛 |

歸經　胃・肺

產季　春～初夏

類型　血路不通毒素、壓力毒素

【不適症狀】

胃部不適、胃脹氣、打嗝、反胃、食慾不振
血路不通、肩頸僵硬、頭痛
痰、咳嗽
慢性疲勞、嘆氣

【搭配食材】

➕ 醋

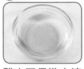

醋亦可促進血液循環，搭配洋蔥末便是一道美味沾醬。

➕ 馬鈴薯

馬鈴薯補氣，與洋蔥一同食用可增強體力，改善不適。

➕ 西洋芹

兩者皆可促進氣循環，是舒緩焦躁及頭痛的最佳組合。

【烹調技巧】

洋蔥生食辛辣，加熱後變甘甜。如欲改善血液循環及胃腸，建議生食，加熱的洋蔥則可滋養強身。洋蔥遇水會造成營養成分迅速流失，所以切開後不遇水，靜置使其接觸空氣一段時間，便能減輕辛辣。

值得關注的成分　●硫化丙烯：切開洋蔥時會刺激眼睛的辛味成分。可促進維生素B1吸收，抗血栓作用可預防動脈硬化，但加熱或遇水便流失，所以適宜生吃。

青江菜

清瘀熱，促進凝滯血液的流動。改善焦躁，預防血栓。

血 熱 胃腸

青江菜性平偏涼，可清除體內累積的瘀熱，改善頭昏、潮熱、燥熱感，同時可通血，對瘀血及熱引起的膿皰、疙瘩有效。此外可舒緩經痛、黑眼圈、焦躁，預防血栓，還可幫助消化吸收，改善吃太多造成的消化不良。

【不適症狀】

惱人的燥熱感、頭昏、潮熱
膿皰、疙瘩
經痛、倦怠、黑眼圈、血栓
焦躁、情緒不穩
胃脹、胃食道逆流

【搭配食材】

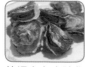 ➕ 牡蠣

 ➕ 香菇

 ➕ 薑

牡蠣亦有安神作用，與青江菜一起食用，可期待效果加倍。

香菇可補氣，促進循環，有助於青江菜通血功能。

添加溫性的薑，可使青江菜清熱效果更溫和。

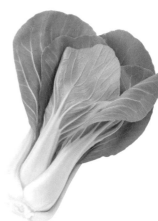

【烹調技巧】

青江菜沒什麼澀味，所以無須過水汆燙。用油烹煮可提高β-胡蘿蔔素的吸收，快炒最美味。手腳冰冷時不宜多食，亦可搭配薑、辣椒等溫熱性食材食用。

| 五性 | 平 | 五味 | 甘 |

| 歸經 | 肝·脾·肺 | 產季 | 秋 |

類型 血路不通毒素

值得關注的成分

●硫代葡萄糖苷：會在腸道內轉換成異構硫氰酸鹽，報告指出，異構硫氰酸鹽具抗癌作用。
●β-胡蘿蔔素：β-胡蘿蔔素會在體內轉換成維生素A。青江菜中含量豐富，足以匹敵人稱健康蔬菜的甘藍。

冬瓜

夏天時清熱、排水的食材。
對浮腫、口乾及宿醉也有效。

熱水解毒

冬瓜產季在夏天，可清熱排水，同時可補充身體水分，因天氣炎熱造成身體爆汗、中暑、口乾或夏季倦怠症引起的食慾不振等皆十分有益。亦具有解毒效果，對酒毒引起的宿醉、膿皰也有效。另外，冬瓜種子經乾燥後，即為清熱化膿的中藥材（冬瓜子）。

【不適症狀】

多汗、口乾
排尿異常、浮腫
中暑、燥熱感、潮熱、食慾不振
粉刺、面皰
宿醉

【搭配食材】

 ＋薑

 ＋蝦

 ＋蛤仔

當因冷氣空調而感到體寒時，宜添加溫性的薑。

蝦子補氣，搭配冬瓜，做成湯品或炒菜，有助增強夏天體力。

蛤仔的作用與冬瓜一樣強烈，可期待效果加倍。

【烹調技巧】

削冬瓜皮時，儘量削薄一點，留下皮的翠綠，替雪白的冬瓜增添色彩。如果削下的皮很厚，可以切絲做成金平冬瓜絲，冬瓜籽及冬瓜瓤亦可煮成湯品。

| 五性 | 涼 | 五味 | 甘 |

歸經 肺・小腸・大腸・膀胱

產季 夏

類型 浮腫毒素

值得關注的成分

● 鉀：一種平衡體內鹽分與水分的礦物質，冬瓜中含量豐富。
● 維生素C：保持皮膚健康，在容易曬傷的夏天是非常好的食材。

豌豆苗

清除肝臟、血液中所累積的瘀熱，有助於改善焦躁、暈眩、鼻血等症狀。

熱 血 解毒

豌豆苗即豌豆的嫩芽，具有與荷蘭豆（P29）相同的功能，可改善浮腫、胃腸不適，亦具有清熱功能，尤其可清肝熱，所以有焦躁、暈眩、頭痛、頭昏等症狀時，豌豆苗是非常有益的食材。亦可清血熱，對頭昏引起的鼻血等易出血情況也有效。

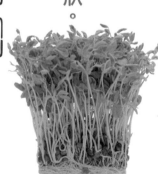

【不適症狀】

強烈口乾
焦躁、易怒
頭痛、暈眩、頭昏
浮腫、胃腸不適
鼻血

【搭配食材】

 番茄

豌豆苗可與功能相同的番茄一起炒，精神不濟時，不妨可以再加一些牛肉。

 鱈魚

對付嚴重宿醉的最佳組合，做成清爽湯品，醒腦又美味。

南瓜

有疲勞、呼吸急促等症狀時，搭配補氣的南瓜很有效。

五性　平　　五味　甘

歸經　肝・脾・胃

產季　整年

類型　浮腫毒素、壓力毒素

【烹調技巧】

留下豌豆苗的根部，利用水耕便可再次收成，如果希望收成順利，訣竅是在欲切除的根部預留大約兩株最靠近底部的小芽，記得每天換水（夏季一天應換水兩次）。

值得關注的成分 ▶

● β-胡蘿蔔素：豌豆苗的β-胡蘿蔔素含量比健康蔬菜甘藍更豐富，有助於保護黏膜。
● 維生素C：豌豆苗所含維生素C比橘子更豐富，且油炒也不會流失，非常好用。

改善慢性浮腫、倦怠。
可滋養整腸健胃，
有助於消除夏天疲勞。

玉米

氣
水
胃腸

玉米有助排出體內多餘水分，改善慢性浮腫、排尿異常、倦怠，並且能促進胃功能恢復正常、調節胃腸狀態，同時補充營養、滋養身體。玉米鬚在日文中又稱「南蠻毛」，具強大的利尿效果，香氣濃郁、口感佳，建議可泡茶或切碎入菜。

【不適症狀】

疲勞、中暑、倦怠
慢性浮腫、排尿異常
濕疹
食慾不振、消化不良

【搭配食材】

➕ 毛豆	➕ 豬肉	➕ 梅干
兩者是最佳拍檔，一起食用有助於增強夏天體力。	豬肉具有補氣滋潤作用，身體疲憊時，不妨食用。	和玉米一起熬湯，可改善夏季倦怠症及食慾不振，效果顯著。

【烹調技巧】

玉米經採收後，新鮮度便在分秒中流失，所以買來後建議儘快烹煮食用。烹煮方法多元，可煮、可蒸、可用平底鍋煎烤，不論使用何種加熱方式，都建議留下幾片玉米葉，較能保留玉米的香甜及風味。

五性	平	五味	甘
歸經	胃‧大腸	產季	夏

類型　虛弱毒素、浮腫毒素

值得關注的成分　▶
●菸鹼酸：從飲食中獲取能量時不可或缺的維生素，亦有安神效果。
●不飽和脂肪酸：可增加體內好膽固醇，有助於預防動脈硬化。

番茄

清除夏天容易累積的瘀熱，滋潤喉嚨，改善皮膚乾燥，亦有整腸健胃功能。

潤・熱・胃腸

番茄具清熱功能，在容易積熱的夏天是非常有益的食材。體內積熱時，會消耗水分造成身體乾燥，但番茄亦有滋潤功能，所以可同時改善體熱與乾燥問題，還可調節肝功能，清血熱，對焦躁及鼻血等症狀也有效。此外，番茄可調節脾功能，改善胃腸不適，對夏季倦怠症也十分推薦。

【不適症狀】

燥熱感、潮熱、頭昏、夏季倦怠症
口乾、皮膚乾燥
焦躁、鼻血、口內炎
食慾不振、消化不良
高血壓

【搭配食材】

 ➕ 雞肉

 ➕ 西洋芹

➕ 羅勒

雞肉補脾，番茄健脾，兩者組合可有效改善胃腸不適。

兩者皆清熱，作用於肝臟，是改善頭昏、焦躁的最佳組合。

羅勒對胃腸亦非常有益，與番茄味道也十分對味，是值得推薦的好食材。

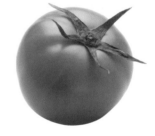

【烹調技巧】

番茄中所含β-胡蘿蔔素、番茄紅素為脂溶性，料理時加入調理油，可確保有效吸收，建議不光是生吃，有時亦可炒或燉煮，變換口味。番茄有強大的清熱作用，所以天氣特別寒冷時，應避免生食。

五性	涼	五味	酸・甘

歸經	肝・脾・胃	產季	夏

類型　浮腫毒素、缺水毒素

值得關注的成分　●茄紅素：番茄中富含的營養成分，有強大的抗氧化作用，有助於抗老化、改善生活習慣病、高血壓。煮熟後吸收較佳。

茄子

促進水及血液循環，清身體瘀熱。改善浮腫、食慾不振、夏季倦怠症。

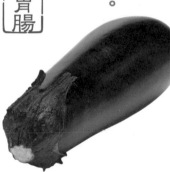

茄子可清熱，促進血液循環，有助於改善燥熱感、粉刺、膿皰、血路不通。還可幫助脾功能恢復正常，對胃腸不適亦有效。因夏季倦怠症、中暑而食慾不振時，不妨多多食用。此外，茄子可促進水循環，所以對浮腫也有效。茄子皮亦具有有效成分，建議連皮食用。

【不適症狀】

惱人的燥熱感、潮熱、粉刺
口乾、浮腫、排尿異常
焦躁、夏季倦怠症
血路不通
食慾不振、消化不良

【搭配食材】

 ➕ 薑

 ➕ 辣椒

 ➕ 醋

可使茄子清熱效果更溫和，同時調節胃腸功能。

有血路不通等症狀時的最佳組合，另外添加蒜頭也不賴。

兩者皆可改善血路不通，可望效果加倍。

【烹調技巧】

茄子切開後如果無法即刻烹煮，建議先去澀味，但如果切開後立即加熱，便無須另行去澀。茄子遇水後，有效成分會快速流失，建議處理後迅速烹煮。

五性 涼　　五味 甘

歸經 脾・胃・大腸

產季 夏

類型 血路不通毒素、浮腫毒素

值得關注的成分 ▶ ●花青素：茄子色素之一的花青素，抗氧化作用高，可去除活性氧。活性氧恐造成動脈硬化，引發癌症、老化、免疫功能下降。

芥菜花

清除體內累積的廢物，
促進凝滯的血液循環，
藉解毒功能，調節身心健康。

熱
血
解毒

春天是非常需要排毒的季節，此時最容易出現身心不適的狀況，食用芥菜花可溫和調整、促進血液循環、排除體內凝滯的廢物。透過解毒作用，亦可改善疙瘩、膿皰、便祕。調整肝功能，對焦躁、自律神經紊亂也有效。此外，芥菜花對舒緩產後不適也大有助益。

【不適症狀】

焦躁、頭昏、壓力過大
疙瘩、膿皰
血路不通、皮膚暗沉
便祕
自律神經紊亂

【搭配食材】

 蛤仔

 花枝

➕ 蕎麥

產季在春天的蛤仔也有舒緩焦躁的功能，兩者一起食用可望效果加倍。

花枝補血，芥菜花可促進血液循環，兩者相輔相成，可說是最佳拍檔。

蕎麥可促進氣循環，兩者搭配可促進並調整氣血循環。芥菜花可做成天婦羅，搭配蕎麥麵一起食用。

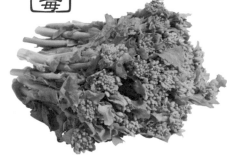

【烹調技巧】

建議直接烹煮。芥菜花富含的β-胡蘿蔔素、維生素E等脂溶性維生素，用油烹煮可提高吸收效率，且芥菜花含有豐富的維生素C，相較於水煮，微波爐加熱可使流失減少約三成。

五性	溫	五味	辛
歸經	肝·脾·肺	產季	夏
類型	血路不通毒素、壓力毒素		

值得關注的成分 ▷
● 硫代葡萄糖苷：會在腸道內轉換成異構硫氰酸鹽，後者經實驗報告有抗癌功能。
● 維生素E：具有抗氧化作用，對預防動脈硬化及心肌梗塞十分有效。

清瘀熱、
改善熱毒引起的疙瘩或眼睛充血。
亦可舒緩暑氣引發的焦躁。

苦瓜 【熱】【解毒】

苦瓜為苦味食材，具解毒作用，清體熱功能亦強，因此可改善熱毒引起的不適，對夏季倦怠、夏季風寒、發燒、疙瘩或口內炎相當有效。此外，心火旺盛時，苦瓜亦可清心、改善焦躁或血脈紊亂。然而，手腳末梢冰冷或體寒，浮腫情況嚴重者不宜多食，且應避免生吃。

【不適症狀】

潮熱、夏季倦怠症、中暑、疲勞
夏季風寒、發燒
焦躁、血脈紊亂、眼睛充血
疙瘩、膿皰、口內炎
急性腹瀉

【搭配食材】

 豬肉　　 鮪魚　　 豆腐

豬肉補氣，可舒緩夏季倦怠症的疲憊，有助於苦瓜發揮功效。

鮪魚可補氣，增強體力，與苦瓜同樣可消除夏季倦怠症。鮪魚罐頭效果不變。

豆腐補氣滋潤，與苦瓜一起食用，可提振精神，抵禦炎熱的暑氣。

【烹調技巧】

汆燙或用薄鹽輕漬可減緩苦瓜的苦味，但會造成營養成分流失。苦味本身正是苦瓜的功效所在，所以事前準備應適量。此外，苦瓜成分不易因加熱而流失，用油炒反而能提高吸收率。

五性	寒	五味	苦
歸經	心·脾·肺	產季	夏
類型	浮腫毒素		

值得關注的成分
●苦瓜素：一種苦味成分，具有促進消化、抑制血糖值上升的作用。
●維生素C：苦瓜含有非常豐富的維生素C，即使油炒也幾乎不會流失

韭菜

驅寒、促進氣血循環，
改善疼痛、胃腸不適。

氣
血
胃腸
解毒

韭菜可暖和身體，驅除寒意，補陽、增強五臟功能；尤其可暖和下半身，減緩腰痛，改善因體寒虛弱引發的胃腸不適。此外，韭菜可促進血液循環，幫助身體排毒，所以亦可預防胸痛、撞傷疼痛、動脈硬化及心絞痛。如有慢性手腳冰冷、血路不通、胃腸不適等症狀，極為推薦。

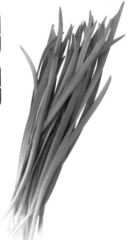

【不適症狀】

下半身寒冷、腹痛、腰痛
胃弱、腹瀉、便祕
胸痛
撞傷腫脹、疼痛
動脈硬化、心絞痛

【搭配食材】

 ＋納豆

 ＋牛肉

 ＋青花魚

兩者皆可促進血液循環，具有暖身效果，改善肌膚光澤。

牛肉補氣血，韭菜促進氣血循環，兩者是消除疲勞、提振精神的最佳拍檔。

青花魚類促進血液循環的作用很強，搭配韭菜，可期待效果加倍。

五性	溫	五味	辛

歸經　肝‧胃‧肺‧腎

產季　春

類型　血路不通毒素、壓力毒素

【烹調技巧】

儘量挑選根部切口新鮮、葉寬且厚的韭菜。近根部之處甜味濃郁，儘量不要切除太多，以免可惜。此外韭菜易熟，應避免過度烹煮。

值得關注的成分　●硫化丙烯：韭菜切開後散發的香氣與辛味成分，可促進維生素B1吸收，抗血栓作用可預防動脈硬化，但須留意加熱或遇水後會迅速流失。

胡蘿蔔

養肝補血，改善眼睛不適。
對胃腸不適、皮膚乾燥亦有效。

潤
氣
血
胃腸

肝臟與眼睛關係密切，有益於肝臟功能的胡蘿蔔，可有效改善眼睛乾澀、視線模糊、視力下降、夜盲症等眼睛問題，並可幫助脾功能恢復正常，調整胃腸不適。此外補充身體血液及水分，有效改善營養不良所引發的暈眩、貧血、乾燥等。感到疲倦、缺水時，極為推薦。

【不適症狀】

眼睛乾澀、視線模糊、視力下降
消化不良、食慾不振、胃脹
貧血
暈眩、月經不順
皮膚乾燥、指甲龜裂

【搭配食材】

 ➕檸檬

 ➕黑芝麻

 ➕雞肉

甘味的胡蘿蔔搭配酸味食材，可補充滋潤，兩者是感覺身體嚴重缺水時的最佳拍檔。

兩者皆為有益肝臟的食材，一起食用可增強效果，有助於預防老化。

雞肉暖胃補氣，搭配胡蘿蔔可消除疲勞，恢復體力。

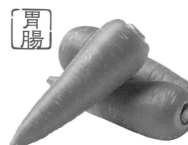

| 五性 | 平 | 五味 | 甘 |

| 歸經 | 肝・脾・肺 | 產季 | 冬 |

類型　營養不良毒素、虛弱毒素、缺水毒素

【烹調技巧】

β-胡蘿蔔素為脂溶性，用油烹煮可提高吸收效率，炒或燜燒都十分推薦。即使加熱也不會流失成分，建議連皮一起慢慢燉煮做成燉菜等享用。

值得關注的成分 ➤ ●β-胡蘿蔔素：會在體內轉換成維生素A，有助於維持黏膜健康及良好視力，亦有強大的抗氧化作用，就蔬菜而言，胡蘿蔔含量最豐富。

蒜頭

強勁的溫熱作用，可驅除身體寒意，恢復胃腸功能。亦可促進血液循環、解毒。

[血] [胃腸] [解毒]

蒜頭暖和身體的作用明顯，尤其可溫暖脾胃、改善腹痛、消化不良、腹瀉等體寒造成的不適，恢復胃腸功能。也能促進血液循環，對血路不通導致的關節痛、腰痛等也有效。此外還能滋養強身，體力不佳或精神不濟時極為推薦。

【不適症狀】

發冷、風寒
腹痛、消化不良、腹瀉
腰痛、關節痛、血路不通
預防食物中毒
壓力過大、疲勞

【搭配食材】

 ✚ 沙丁魚

 ✚ 黑醋

 ✚ 牛肉

沙丁魚補血，與促進血液循環的蒜頭非常相配，不妨嘗試義式煸炒。

兩者對血路不通毒素皆有效果，適合一起搭配做成沾醬。

牛肉補氣血，缺乏精力時，可搭配蒜頭做成燒烤。

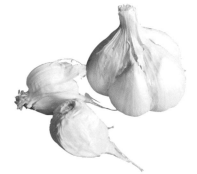

五性	溫
五味	辛

歸經　脾·胃·肺·大腸

產季　夏

類型　血路不通毒素、壓力毒素

【烹調技巧】

蒜頭暖身作用強烈，有潮熱、頭昏、發炎等症狀或發燒時，注意不宜多食。此外，硫化丙烯雖會因加熱而流失，但以油烹煮可降低流失情況，建議炒或炸。

值得關注的成分　●硫化丙烯：蒜頭剁碎後散發的香氣與辛味成分。可促進維生素B1吸收，抗血栓作用可預防動脈硬化，但加熱或遇水便流失，所以生吃最有效。

青蔥

促進氣血循環，
減緩發炎或驅除寒意，
改善風寒初期症狀及疼痛。

氣
胃腸
解毒

青蔥可促進氣血循環、暖和身體、促使發汗而排毒。冬天食用可散寒驅除邪氣，預防並改善風寒，亦有效舒緩風寒或寒邪造成的關節痛、頭痛、胃痛等疼痛，並可調節脾功能，幫助胃腸不適，改善發冷、體寒造成的腹瀉。

【不適症狀】

風寒初期症狀
發燒、寒顫、頭痛
發冷、血路不通
關節痛、胃痛
腹瀉

【搭配食材】

 ＋ 味噌

 ＋ 紫蘇

 ＋ 鮪魚

味噌是對發燒很有效的調味料，感冒初期，搭配青蔥食用效果良好。

兩者皆有促進發汗作用，是身體有寒氣時的最佳拍檔。

青蔥可提高鮪魚的補陽作用，從體內核心暖和身體，做成蔥鮪鍋最合適。

【烹調技巧】

把青蔥作為辛香料使用而生吃時，應注意避免沖水或泡水太久造成硫化丙烯等成分流失。此外，如有頭昏、潮熱或盜汗等情況，即使天冷，也應避免過度食用。

| 五性 | 溫 | 五味 | 辛 |

| 歸經 | 脾·肺·胃 | 產季 | 冬 |

| 類型 | 血路不通毒素、壓力毒素 |

 值得關注的成分 ●硫化丙烯：青蔥的香氣與辛味成分。可促進維生素B1吸收，抗血栓作用可預防動脈硬化，但加熱或遇水便流失，所以生吃最有效。

白菜

去除身體瘀熱及多餘水分，舒緩感冒症狀。亦可改善胃痛、便祕、宿醉。

潤 熱 胃腸

白菜雖為平性但有清熱作用，可改善感冒所引發的發燒、潮熱、眼睛充血，舒緩焦躁。利尿作用可改善浮腫，身體缺水時可滋潤水分。此外可調節脾臟，恢復胃腸功能，清胃熱，並具有解毒作用，有效改善便祕，預防並改善宿醉。

| 五性 | 平 | 五味 | 甘 |

歸經 胃·肺·大腸

產季 冬

類型 營養不良毒素、缺水毒素

【不適症狀】

風寒、發燒
喉嚨乾、咳嗽、痰
潮熱、頭昏、眼睛充血、焦躁
浮腫
便祕、宿醉

【搭配食材】

蒜頭

添加溫熱性的辛香料，可使大白菜清熱的效果更溫和，做成韓式泡菜最合適。

豬肉

豬肉具有滋潤功能，可期待效果加倍，吃火鍋的最佳組合。

蘋果

緩解宿醉的最佳拍檔，兩者皆可藉由解毒、利尿等功能，促進酒精代謝。

【烹調技巧】

挑選白菜時，應挑選白色葉柄部分厚實、整體葉片包覆緊實且手感沉重。白菜容易從切口處開始損壞，所以建議購買剛好可一次用完的份量。大白菜雖為平性，但有慢性腹瀉或腹部發冷時不宜多食。

值得關注的成分 ▶ ●硫代葡萄糖苷：生食白菜，可使硫代葡萄糖苷在腸道內轉換成異構硫氰酸鹽，報告指出後者有抗癌功能。將白菜切碎做成沙拉，便可有效攝取。

巴西利

促進血液循環，
驅散體內淤積的毒素及廢物。
對增進食慾亦有效。

氣
血
胃腸

巴西利可促進血液循環，
清除凝滯血液中的廢物，亦有
排出胃腸中累積的廢物，
改善消化不良及胃脹等症狀、
增進食慾。補血作用與整腸健
胃功能相輔相成，對調節營養
不良引起的不適也有效。此
外，巴西利含有豐富的鐵、葉
酸等改善貧血成分，助益良
多，不妨多多益善。

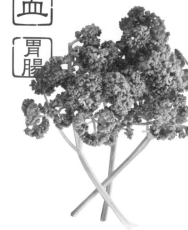

【不適症狀】

食慾不振、胃脹、疲勞
胃脹氣打嗝、想吐
起疹子
貧血
血路不通、肩頸僵硬

【搭配食材】

 蛋　洋蔥　馬鈴薯

蛋亦補血，與巴
西利一起食用，
滋養強身，除了
可做成歐姆蛋，
亦可煮湯。

洋蔥為辛味食
材，與巴西利做
成沙拉，可增進
氣循環。

馬鈴薯是透過甘
味補氣，與辛味
的巴西利搭配，可
促進氣血循環。

【烹調技巧】

將巴西利作為主菜食用時，建議加熱食用，將葉與莖
分開，莖可冷凍作為湯品或燉煮的辛香料使用，葉子
則可做成天婦羅、韓式煎餅、西班牙烘蛋，與堅果等
一起剁碎做成義大利麵也十分美味。

| 五性 | 溫 | 五味 | 辛 |
| 歸經 | 肝·脾·肺 | 產季 | 春 |

類型　血路不通毒素、壓力毒素

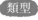

值得關注的成分　●豐富的維生素、礦物質：巴西利含有豐富的β-胡蘿蔔素、維生素E、K、B群、C、鉀、
鐵，不僅可當裝飾的配菜，亦可作為主菜享用。

青椒

解肝氣、舒緩焦躁、焦慮，
改善胃腸不適、血路不通。

氣 血 胃腸

青椒作用於心臟與肝臟，可順氣促進循環、舒緩焦躁、減緩壓力造成的不適，改善壓力性腹脹或頭痛頭痛；還能促進血液循環，對緩解肩頸僵硬、腰痛相當有效。此外，亦可調節脾臟，恢復胃腸功能，獨特的香氣可促進氣血循環，活血化瘀，因此亦可期待預防血栓及動脈硬化。

【不適症狀】

焦躁、焦慮
壓力性腹脹或頭痛
血路不通、肩頸僵硬、腰痛
消化不良、食慾不振
血栓、動脈硬化

【搭配食材】

➕ 章魚

➕ 梅干

➕ 辣椒

章魚補氣，與活血行氣的青椒搭配，可改善慢性疲勞。

酸味食材緩解壓力毒素的效果極佳，用梅肉沾醬搭配稍微烹煮後的青椒最對味。

可添加辛味食材，增強清除血路不通毒素的作用，推薦橄欖油炒彩椒義大利麵。

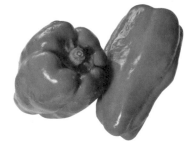

 五性 溫　 五味 甘·辛

歸經 肝·心·脾·肺

產季 春

類型 血路不通毒素、壓力毒素

【烹調技巧】

基於全食物的概念，建議青椒整顆食用，不妨用保鮮膜將青椒整顆包覆後以微波爐加熱，一顆青椒加熱時間平均大約四分鐘。青椒沾柑橘醋也十分美味，但用油清炒吸收效率更佳，不妨搭配橄欖油及鹽。

值得關注的成分　●吡嗪：青椒籽及瓤肉中含有的香味成分，可促進血液循環，抑制血栓、預防動脈硬化等效果備受矚目。烹煮食建議多下點工夫，整顆食用。

蜂斗菜

有益於春天解毒的好食材。有助清瘀熱，排除體內廢物。

蜂斗菜性溫，但因苦味作用，可清瘀熱、緩解發炎，尤其可清肝熱，幫助解毒，非常適合在春天這個亟需排毒的季節食用。但蜂斗菜帶有毒性，一次不宜多食。蜂斗菜還可改善焦躁、焦慮，安神紓壓，此外有助於大腸蠕動，幫助排便，對便祕亦有效。

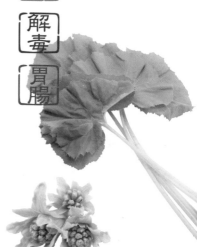

| 氣 | 解毒 | 胃腸 |

五性	溫	五味	苦·辛
歸經	肝·心·肺	產季	春
類型	血路不通毒素、壓力毒素

【不適症狀】

發炎
咳嗽、痰
壓力、焦慮
血路不通
消化不良、食慾不振、便祕

【搭配食材】

 ＋蛤仔

 ＋糙米

 ＋黑醋

蛤仔亦有益於肝臟，兩者一起可期待效果加倍，不妨做成清淡燉菜或湯品。

兩者是清血路不通毒素的最佳拍檔。可於糙米飯中加入切碎的蜂斗菜做成拌飯。

黑醋具解毒效果，與蜂斗菜一起食用，效果倍增，不妨調製土佐醋做成醃漬菜。

【烹調技巧】

蜂斗菜建議汆燙後過清水去澀，削皮去絲後再進一步烹飪。另外，蜂斗菜的嫩芽──蜂斗菜花──功效與蜂斗菜大致相同，但無須去澀味，可直接做成天婦羅或切碎做蜂斗菜味噌。

值得關注的成分　●多酚：蜂斗菜含有大量多酚，其中的抗氧化作用及抗過敏作用等成分引人注目，抑制季節性過敏性鼻炎的效果亦備受期待。

青花菜

幫助五臟功能，
改善虛弱體質。
對老化症狀亦有效。

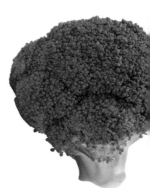

青花菜可全方位調節五臟功能，養肝促進氣血循環、滋補虛弱的脾臟、幫助胃腸功能恢復正常，適合胃虛的虛弱毒素類型。可改善食慾不振、增進體力，又能提高腎臟功能，對老化症狀亦有效。此外還能養肝安神，緩解焦躁、焦慮。

【不適症狀】

虛弱、體力下降
食慾不振、胃弱
老化症狀、耳鳴、掉髮
記憶力衰退、雙腿無力
焦躁、焦慮

【搭配食材】

➕ 芝麻油	➕ 牛肉	➕ 檸檬
兩者是虛弱毒素導致便祕時的最佳拍檔。芝麻油潤腸，有助於通便。	確實補氣、恢復體力的好搭檔，不妨用蠔油爆香，添增風味。	排除壓力毒素的最佳組合。利用酸味食材與青花菜，增進氣循環。

【烹調技巧】

青花菜大多水煮食用，不過或炒或蒸亦極為推薦。烹煮的湯汁富含青花菜的甘甜，不妨一起享用，濃郁美味。炒青花菜的訣竅在於下鍋時加一點水，蓋鍋悶煮。

五性	平	五味	甘

歸經	肝·脾·腎	產季	冬

類型	虛弱毒素、壓力毒素

值得關注的成分　●蘿蔔硫素：青花菜及其菜苗中含有的微量成分，經證實具有抗氧化及解毒作用，可有效預防癌症，提振肝臟功能。

菠菜

滋潤清熱，改善缺水或焦躁。對便祕亦有幫助。

潤
熱
血

菠菜可補血滋潤，改善缺水毒素造成的不適，對更年期女性十分有益。透過調整肝臟功能，舒緩更年期常見的焦躁、焦慮，補血作用亦有助於改善貧血，恢復好氣色，又可清瘀熱，促進血液循環，舒緩血路不通毒素帶來的不適，此外亦可有效改善乾燥造成的慢性便祕。

【不適症狀】

慢性便祕、喉嚨乾、乾燥
失眠、焦慮、焦躁
血路不通、發冷、貧血、更年期不適
宿醉
眼睛充血、暈眩

【搭配食材】

 豆芽

 豬肉

 蒜頭

菠菜搭配補水的豆芽，改善身體缺水導致的便祕效果加倍。

豬肉亦有滋潤功效，兩者是改善缺水毒素不適的最佳組合。

蒜頭為辛味食材，與菠菜一起食用，有助改善血路不通毒素造成的不適。

【烹調技巧】

透過水煮就能去除菠菜的澀味來源——草酸，但想要美味享用，過水程序十分重要。建議倒掉第一道浸泡水，更換清水浸泡直到菠菜菜心冷卻，如此可確保菠菜色香味俱全。

 五性 涼　　 五味 甘

歸經 肝・胃・大腸　　產季 冬

類型 血路不通毒素、缺水毒素、營養不良毒素

值得關注的成分
● 葉黃素：具有抗氧化作用的色素成分，可預防老化造成的眼睛病變。
● 維生素、礦物質：菠菜含有豐富的β-胡蘿蔔素、維生素E、C、鈣、鉀、鐵。

水菜

通血、促進血液循環，
提高水分代謝
改善浮腫、便祕，化痰。

水菜原本產季在冬天至早春，是搭配熱呼呼火鍋的最佳食材。水菜可調節肺部功能，改善瘀熱、凝滯水分所造成的不適，排除體內多餘水分、消除浮腫、滋潤養身、改善便祕或喉嚨乾等症狀，又可活血，促進血液循環，對失眠、多夢等血路不通毒素造成的不適也有效。

【不適症狀】

浮腫
身體缺水導致便祕、喉嚨乾、咳嗽
頭昏、潮熱
血路不通、失眠、多夢、盜汗
多痰

【搭配食材】

➕ 醋　　　➕ 裙帶菜　　➕ 納豆

水菜帶甘味，與酸味食材搭配，可說是對抗缺水毒素的最佳拍檔。不妨做成沙拉。

兩者組合可有效改善帶瘀熱的浮腫毒素，不妨用清淡調味，快速烹飪。

兩者皆是通便的好食材，將切碎的水菜拌納豆，再加點芝麻油，效果倍增。

【烹調技巧】

水菜過多時的保存法：切過的水菜用紙巾擦去水分，放入密閉袋冷凍，下次烹煮時，可直接使用無須退冰。未切的水菜則泡水以保持其清脆口感，再瀝乾以紙巾包覆，一起放入塑膠袋中冷藏保存。

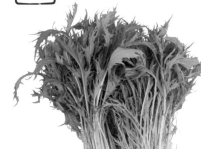

五性　涼　　五味　甘·辛
歸經　肺　　產季　冬
類型　血路不通毒素、浮腫毒素、缺水毒素

值得關注的成分
●礦物質：水菜含有豐富的鉀、鈣、鎂、鐵等礦物質。
●維生素C：保持血管、皮膚、軟骨健康，有助於預防感冒、消除疲勞。

改善氣循環、減緩焦躁，
整腸健胃。

山芹菜

山芹菜獨特的香氣，可通
氣促進循環，尤其有助於肝臟
功能，打通凝滯不通的肝氣，
藉此改善壓力或焦躁等情緒，
感到困倦或時常嘆氣時，多食
山芹菜亦有幫助。又可改善血
液循環，舒緩壓力造成的肩頸
僵硬。此外，可調節脾臟，恢
復胃腸功能，是春天感到壓力
時值得推薦的好食材。

【不適症狀】

壓力過大、焦躁、肩頸僵硬、喉嚨不舒服
多痰
皮膚癢
困倦、嘆氣
胃弱、胃腸不適

【搭配食材】

➕ 薑

薑性溫，可增進
山芹菜恢復胃腸
的功能，不妨一
起做成拌飯。

➕ 芝麻油

搭配油可使β-胡
蘿蔔素吸收效率
倍增，不妨以芝
麻沾醬做成和風
沙拉。

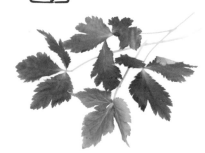

➕ 鮪魚

有益胃腸的好食
材。不妨以生鮪
魚片搭配汆燙的
山芹菜，並用醋
味噌調味。

五性	平	五味	甘·辛
歸經	肝·脾	產季	春

類型 血路不通毒素、壓力毒素

【烹調技巧】

山芹菜也有分種類，最常見的是一年四季都有的水耕
山芹菜、年底需求大增的去根山芹菜，及冬春產季的
土耕山芹菜。土耕山芹菜根絲粗壯且香味濃郁，特徵
明顯，產季時有機會務必品嘗。

值得關注的成分　●β-胡蘿蔔素：會在體內轉換成維生素A，是維持眼睛及黏膜健康不可或缺的重要成
分，又以土耕山芹菜含量最為豐富。

蘘荷

促進血液循環，緩解疼痛，有助於排除身體廢物。

氣
血

蘘荷具有暖身作用，尤其可溫暖脾胃，幫助排除體內廢物。辛味促進發汗，活血調經，對月經不順或舒緩經痛也有效。又有解毒作用，可改善膿皰、口內炎、風寒症狀。此外，清爽的香味有助於全身循環，對血路不通毒素、壓力毒素類型的排毒十分有益。

【不適症狀】

經痛、月經不順
口內炎
風寒
血路不通、腹痛、腰痛
膿皰

【搭配食材】

 蛋

 茄子

 檸檬

蘘荷與滋潤補血的蛋可說是排除血路不通毒素的最佳拍檔，蘘荷快速煮熟後，不妨打顆蛋花。

兩者一起食用，可增進消化吸收，改善夏季倦怠症的好蔬食。

兩者是促進血液循環的最佳組合，一起在冷豆腐、沙拉中當佐料，再適合不過。

五性 溫　　五味 辛

歸經 肺・大腸・膀胱

產季 夏

類型 血路不通毒素、壓力毒素

【烹調技巧】

有許多烹飪方式可以去澀，但須留意蘘荷泡水太久會流失香氣及微苦成分，建議不用水泡而改以醋漬，蘘荷的色素也因遇酸而定色，讓蘘荷色彩飽滿亮麗，用甘醋也十分美味。

值得關注的成分 ● α-蒎烯：森林中同樣含有的香味成分（芬多精），具放鬆作用，亦有發汗、增進食慾等效果。

黃豆芽

去除體內多餘濕氣，
改善吃太多引發的胃腸不適。

黃豆芽可去除體內淤積的濕氣，改善濕氣造成的不適。

「濕」指的是天氣炎熱時的外在濕氣，容易引起浮腫、疲勞等症狀，且症狀易長期拖延。

因血路不通毒素、浮腫毒素而長期感到不適時，食用黃豆芽可有效改善。黃豆芽與大豆同樣有補氣、調節脾臟的功能，故對緩解胃腸不適亦有幫助。

氣
熱
胃腸

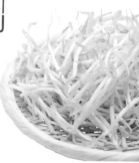

【不適症狀】

浮腫
疣
吃太多引發的胃不適
疲勞、無精打采
血路不通

【搭配食材】

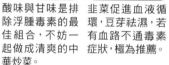

➕番茄

酸味與甘味是排除浮腫毒素的最佳組合，不妨一起做成清爽的中華炒菜。

➕韭菜

韭菜促進血液循環，豆芽祛濕，若有血路不通毒素症狀，極為推薦。

➕豆漿

兩者皆清熱，豆漿有滋潤作用，對浮腫毒素有效，做成湯品最合適。

【烹調技巧】

在韓國，黃豆芽湯是舒緩風寒或宿醉症狀的基本料理。將豆芽、高湯、蒜頭等放入鍋內，蓋上鍋蓋悶煮，在豆芽煮熟以前，絕不可掀蓋，此乃去除豆腥味的小技巧。

| 五性 | 平 | 五味 | 甘 |

| 歸經 | 脾・膀胱 | 產季 | 夏 |

| 類型 | 血路不通毒素、浮腫毒素 |

值得關注的成分
●植物性蛋白質：大豆蛋白質含量豐富且容易吸收。
●大豆異黃酮：據悉作用類似女性荷爾蒙的雌激素。

綠豆芽

清熱，促進體內水循環，透過解毒作用，排出吃太多或飲酒累積的毒素。

【熱】【水】【解毒】

綠豆芽可清瘀熱祛濕，改善身體在炎熱氣溫下的浮腫、發炎，藉此促進水分代謝，所以對口乾亦有效，又可藉由解毒作用排出暴飲暴食所累積的毒素，亦有助於改善口內炎。以上作用皆與綠豆相當。此外，針對浮腫毒素的虛胖，與溫性食材組合效果最佳。

【不適症狀】

潮熱、頭昏
浮腫、虛胖、口乾
酒醉、宿醉
中暑
膀胱炎、口內炎、吃太多

【搭配食材】

 芫荽　 裙帶菜　蛋

針對帶有潮熱、燥熱感等症狀的血路不通毒素，綠豆芽與芫荽是最佳拍檔，可清熱祛濕。	一起做成湯品，清熱效果倍增，出現夏季風寒的症狀時極為推薦。	豆芽清熱祛濕，蛋補充元氣，對夏季倦怠症的食慾不振最有效。

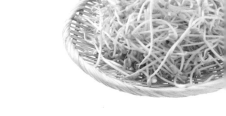

【烹調技巧】

不限綠豆芽，所有豆芽都有食物中毒的危險，所以嚴禁生食。之所以如此是為了促進微生物生長，必須在有足夠水分及濕度的地方種植豆芽，且無陽光殺菌，所以在烹煮前，建議用大量清水沖洗，且務必煮熟食用。

五性 寒　　五味 甘

歸經 心·胃　　產季 夏

類型 血路不通毒素、浮腫毒素

値得關注的成分　●鉬：一種礦物質，是分解有害物質、造血的必要營養素。綠豆芽中含量豐富，但黃豆芽不含鉬。

清熱驅除夏季邪氣，
滋潤又祛濕。

埃及野麻嬰

埃及野麻嬰補氣血又能促進循環、清瘀熱，可去除體內多餘水分，並可健胃整腸、安神，改善炎熱氣溫下體力下降及胃腸不適的問題，能消除疲勞、增進食慾，又有滋潤功效，對缺水毒素症狀很有效，尤其欲改善身體缺水導致的便祕極為推薦。切碎時會分泌黏性成分，建議做成湯品。

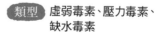

潤 熱 氣 血

| 五性 | 涼 | 五味 | 甘·苦 |

 歸經 肝·心·腎

 產季 夏

 類型 虛弱毒素、壓力毒素、缺水毒素

【不適症狀】

中暑
潮熱、頭昏
身體缺水導致便祕
消化不良、胃脹
焦躁、焦慮

【搭配食材】

＋米

＋番茄

＋蕎麥

搭配米補氣，不妨一起做成粥。因中暑而食慾不振時，極為推薦。

兩者是解缺水毒素的最佳拍檔，可以將燙過後切碎的埃及野麻嬰做成沾醬。

蕎麥降燥氣，將埃及野麻嬰混入沾麵醬中，可說是解壓力毒素的完美菜色。

【烹調技巧】

埃及野麻嬰接近根部的硬莖可能有毒，所以僅食用嫩莖（可用菜刀輕鬆切開的部分）及葉子。葉與莖的汆燙時間不同，建議摘下葉子，莖適度切段，個別汆燙。

值得關注的成分
- 黏蛋白：切碎後分泌的黏性成分，可保護胃黏膜，幫助消化蛋白質。
- 維生素、礦物質：埃及野麻嬰兩種營養素含量都非常豐富，亦富含膳食纖維。

魁蒿

散寒保暖，補血又活血，改善手腳冰冷造成的疼痛及不適。

魁蒿是日本自古為人熟知的藥草之一，俗稱艾草，其溫熱力量強烈作用於女性婦科器官，因此有助於改善經痛、月經不順、異常出血，暖身活血的作用，亦可減緩肩頸僵硬、黑眼圈等血路不通毒素的症狀。除了在中藥做止血劑以外，亦有曬乾後混入沐浴劑等用途。

【不適症狀】

手腳冰冷
經痛、月經不順
異常出血、痔瘡
血路不通、肩頸僵硬、黑眼圈
腰痛、腹痛

【搭配食材】

 ➕ 糯米

 ➕ 黑糖

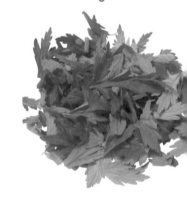 ➕ 豬肉

糯米補氣，與魁蒿組合十分契合，艾草餅可說是理想之作。

黑糖屬溫性，與魁蒿是促進血液循環的最佳拍檔。利用魁蒿製作蛋糕時，使用黑糖，效果最佳。

與滋潤的豬肉做成湯品，因缺水毒素而感到身體發冷時十分推薦。

【烹調技巧】

剛摘下的嫩葉用鹽水氽燙後再過水即可，可做成湯品或涼拌菜。欲製作艾草餅、麵包或餅乾時，過水後擰乾水分切碎，利用研缽或食物調理機打碎纖維。

| 五性 | 溫 | 五味 | 苦·辛 |

歸經　肝·脾·腎

產季　梅雨季

類型　血路不通毒素

值得關注的成分　●葉綠素：葉子含有的綠色色素，與血液的紅色色素構造相近，作用類似腸道中的膳食纖維，有助於降低膽固醇，排出有毒物質。

改善瘀熱、濕氣引起的潮熱、
焦躁、浮腫。
對血液循環亦有效。

萵苣

水
血
熱

熱與濕（炎熱時期的濕氣，源自體外的病因之一）結合一體，導致浮腫、潮熱等不適症狀拖延。萵苣則可促進氣血循環、清熱、改善濕熱症狀。對夏季風寒亦有效，又可打通因熱而旺盛的肝氣，舒緩焦躁、壓力。體寒時，建議加熱食用。

【不適症狀】

潮熱、頭昏、風寒
焦躁、壓力過大
浮腫、排尿異常
便祕
血路不通

【搭配食材】

＋蘋果　＋雞肉　＋蒜頭

| 萵苣搭配滋潤的蘋果，做成沙拉，便是舒緩潮熱、焦躁的最佳菜色。 | 雞肉補氣，可幫助萵苣的行氣作用，建議做成湯品。 | 搭配蒜頭，可使萵苣清熱效果更溫和，不妨做成中式炒菜。 |

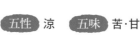

五性　涼　　五味　苦·甘

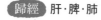

歸經　肝·脾·肺

產季　初夏～夏

類型　壓力毒素、浮腫毒素、缺水毒素

【烹調技巧】

萵苣經加熱烹調後，可以去苦增甘，在熱水汆燙或清炒時，如果希望維持翠綠，訣竅是使用外側的萵苣葉，應注意靠近菜芯的葉子加熱後會變褐色。

值得關注的成分　●山萵苣苦素：萵苣類的苦味成分，包含在自切口處流出的白色汁液中。作用於中樞神經，具有鎮靜效果，據悉亦有改善失眠的功效。

蓮藕

潤　熱　胃腸

生蓮藕可清除血中瘀熱，
滋潤生津，
加熱後有益於滋養強身。

生蓮藕的清熱作用強，可清血促進血液循環，改善頭昏、鼻血、貧血、清瘀熱等血路不通毒素症狀。加熱後清熱效果變溫和，可滋補五臟、消除疲勞、滋潤身體，又能增進脾功能、幫助造血，亦能有效緩解慢性潰瘍。

【不適症狀】

喉嚨乾、咳嗽、痰
頭昏、熱毒造成的焦躁、潮熱
疲勞、體力下降、貧血、鼻血
皮膚乾燥、老化
慢性潰瘍

【搭配食材】

➕ 雞肉

➕ 薑

➕ 白木耳

兩者皆可改善胃腸功能，建議一起燉煮。

飲用生蓮藕汁時，加點薑汁最合適，可使清熱效果更溫和。

滋潤食材的最佳拍檔，養顏美容很有效。建議可做成湯品。

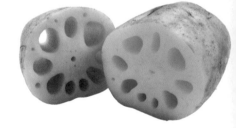

【烹調技巧】

如欲獲得生食效用，建議磨成泥後立刻添加蜂蜜或開水飲用。蓮藕泥亦可用來做菜，加入湯品或煮入火鍋，可增加湯底的黏稠度；與絞肉一起做肉丸子時，則可增添鬆軟口感。

五性　寒　　五味　甘

歸經　心・脾・肺　　產季　秋

類型　血路不通毒素、缺水毒素、虛弱毒素

值得關注的成分　●黏蛋白：一種水溶性膳食纖維，屬黏性成分，含在蓮藕切開後牽絲的物質之中，可保護胃粘膜，幫助蛋白質吸收。

蕈菇

菇類富含膳食纖維，排毒效果絕佳，
可補氣血，養五臟，改善便祕，滋潤乾燥，
調節體內循環。

有任何在意的身體不適，
不妨在平日菜色中添加一些菇類。

新鮮的生菇無法長期保存，
儲備菇類的乾貨，也是不錯的替代辦法。

Mushrooms

金針菇

改善胃不適，補氣，
排出身體廢物。
對便祕及皮膚粗糙也有效。

 氣

 胃腸

 解毒

金針菇整脾健胃，可改善食慾不振、消化不良等胃腸不適。促進消化吸收，補充虛弱毒素或營養不良毒素造成的氣血不足，增強體力。又可改善便祕，排出因便祕而累積的體內廢物，藉此輔佐解毒功能，亦可有效改善皮膚粗糙、咳嗽、痰、高血壓等症狀。

【不適症狀】

食慾不振、胃脹、消化不良、疲勞
便祕、胃脹氣打嗝、反胃
咳嗽、多痰
皮膚粗糙
高血壓

【搭配食材】

➕牛蒡	➕納豆	➕青花魚
可改善便祕，排出身體廢物，一起食用可期待效果加倍。	納豆補氣、解毒，不妨將金針菇切碎，用微波爐加熱，拌入納豆一起食用。	青花魚補氣血，青花魚罐頭經濟又實惠，金針菇快速煮熟，拌飯、拌麵都美味。

【烹調技巧】

建議將新鮮金針菇直接冷凍保存。切除根部後，切成適當大小，放入密閉袋中冷凍，使用時無須解凍可直接加熱。金針菇冷凍後加熱可破壞組織，更容易釋放原有的鮮美口感。

五性	平	五味	甘
歸經	脾·胃	產季	冬

類型　虛弱毒素、營養不良毒素、浮腫毒素

值得關注的成分
●GABA：一種胺基酸，有助於舒緩壓力安眠，降低血壓作用。
●菇類幾丁聚醣：一種膳食纖維，可包覆多餘脂肪，隨糞便排出體外。

可透過滋補清除瘀熱，
亦可改善身體缺水導致的便祕，
並延緩老化症狀。

杏鮑菇

[潤]

杏鮑菇對乾燥身體有很強的滋潤作用，是緩解缺水毒素症狀的好食材。藉由滋潤清熱，改善潮熱、失眠、盜汗等症狀，亦可有效改善身體缺水導致的便祕。此外，杏鮑菇亦補腎，有助於延緩老化，非常適合皮膚、頭髮、下半身、視覺或聽覺出現老化的人食用。

【不適症狀】

潮熱、失眠、多夢、盜汗
身體缺水導致便祕
更年期不適、老化症狀
糖尿病

【搭配食材】

➕檸檬

酸味與甘味的組合可增強滋潤作用，杏鮑菇煮熟後不妨用檸檬調味。

➕番茄

兩者是解缺水毒素的最佳拍檔，加一點蒜頭拌炒就十分美味。

➕豬肉

豬肉亦有滋補功效，兩者慢慢燉煮或做成湯品，可期待效果加倍。

【烹調技巧】

菇類中杏鮑菇碳水化合物含量最少，低熱量，是控制碳水化合物攝取的好食材。如果另有控油需求，建議不要用油拌炒，改用微波爐烹調，每一百克加熱兩分鐘，即可獲得美味口感。

 五性 平 五味 甘

 歸經 肺・腎 產季 整年

 類型 缺水毒素

值得關注的成分 ➤ ●β-葡聚醣：一種水溶性膳食纖維，直接作用於腸道內免疫功能，可望減緩季節性過敏性鼻炎等過敏症狀。

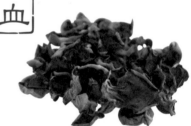

蕈菇

黑木耳

清血又活血，
消除疲勞，
藉以增強免疫力。

氣
熱
血

黑木耳可清除血中累積的瘀熱，促進氣血循環、健五臟、消除疲勞，改善疲勞造成的免疫力下降；舒緩異常出血、痔瘡出血、貧血。此外，黑木耳潤肺，可鎮定乾咳、口乾，並有助於改善血路不通毒素、浮腫毒素造成的肥胖或生活習慣病。

【不適症狀】

臉色差、疲勞、免疫力下降
乾咳、口乾
癌症、動脈硬化
便祕、肥胖、高血壓
異常出血、痔瘡、貧血

【搭配食材】

➕ 紅棗

兩者皆有補血作用，可期待效果加倍。一起煮湯再適合不過。

➕ 豆腐

黑木耳與具滋潤功能的豆腐為最佳拍檔，一起食用，有助改善缺水毒素造成的更年期障礙。

➕ 韭菜
韭菜性溫，可促進血液循環，搭配木耳可改善血路不通毒素引起的不適。

【烹調技巧】

乾木耳泡水一晚就能恢復宛如新鮮木耳的原貌。如果趕時間，用溫水浸泡大約二十分鐘即可變軟。如果一次泡太多，剩餘部分可冷凍保存。冷凍木耳直接加熱，更容易入味。

五性 平　　**五味** 甘

歸經 肝・脾・肺・大腸・腎

產季 整年

類型 虛弱毒素、血路不通毒素、浮腫毒素

值得關注的成分
● 維生素D：強化骨骼及牙齒、促進免疫力活化不可或缺的維生素，黑木耳含量豐富。
● 葉酸：造血所需的必要維生素，亦有助於胎兒正常發育。

白木耳

滋養潤肺，可改善乾咳、喉嚨乾、皮膚粗糙。對疲勞及胃弱也有效。

潤 胃腸

白木耳與黑木耳品種不同，排毒作用也不盡相同。白木耳滋潤身體的作用較強，可改善乾燥，尤其可潤肺，有助於改善呼吸急促、乾咳，又能賦予肌膚滋潤光澤，常被譽為美膚食材。對容易疲累、過瘦朋友的缺水毒素很有效，不妨多方嘗試，變換吃法。

【不適症狀】

乾燥、皮膚粗糙
乾咳、喉嚨乾
疲勞、體力下降、呼吸急促
食慾不振、胃悶、胃脹氣打嗝、打嗝

【搭配食材】

 ➕ 枸杞

 ➕ 梨子

 ➕ 蝦子

白木耳搭配甘甜的枸杞點綴是一大亮點，建議糖漿熬煮再冰鎮做成美味甜點。

梨子作用與白木耳相同，可期待效果加倍，不妨涼拌或做沙拉。

蝦子補氣，有助於白木耳滋潤的作用，可以做成爽口的清淡小菜。

【烹調技巧】

白木耳泡水約二十分鐘即可恢復原狀，切除硬蒂後，用清水洗淨二至三次再瀝乾，便完成事前準備，可炒、煮湯或做成甜品。做沙拉或涼拌時，快速汆燙後以清水冰鎮。

 五性 平　 五味 甘

 歸經 胃・肺・腎

產季 整年

 類型 虛弱毒素、缺水毒素

值得關注的成分 ➤ ●水溶性膳食纖維：白木耳膳食纖維含量比黑木耳更豐富，豐富的水溶性膳食纖維可說是其一大特徵。水溶性膳食纖維容易在腸道內發酵，對維護腸道健康非常重要。

香菇

補氣、消除疲勞，
改善食慾不振及消化不良，
亦能有效延緩老化。

〔氣〕
〔解毒〕

香菇補氣，可有效改善食慾不振、消化不良引起的疲勞、體力下降。此外，香菇補肝益腎，促進氣血循環，亦有助於改善老化症狀，又可減緩疹子或疙瘩等症狀，亦常被人說有止血功效。建議可將乾香菇列為家中常備食材。

【不適症狀】

疲勞、體力下降、免疫力下降
食慾不振、消化不良
起疹子、疙瘩
高血壓、動脈硬化
老化

【搭配食材】

 青江菜　 辣椒　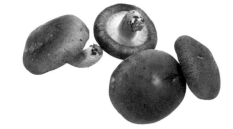

青江菜	辣椒	鮭魚
兩者是清血路不通毒素的最佳拍檔，加蝦乾做成湯品更美味。	搭配促進血液循環的辛味食材，可讓循環更好，元氣大增。	兩者皆補氣，所以可期待效果加倍，一起燜炒便是餐桌上的美味菜餚。

【烹調技巧】

生香菇無法久放，如果有多餘的生香菇，不妨曬乾保存，建議切片可加速乾燥。把香菇片平均攤開在籃子上，日曬二至三天即可完成，既可增加香菇的鮮味與維生素D，又能長期保存，一石兩鳥。

五性	平	五味	甘
歸經	肝·脾·胃	產季	春

類型　虛弱毒素、血路不通毒素、營養不良毒素

值得關注的成分　●香菇嘌呤：香菇富含的特殊成分，可幫助抑制血中膽固醇。
●香菇精：一種多醣，應用於抗癌藥物。

鴻喜菇

補氣、血促進循環，
改善疲勞及體力下降，
有益改善便祕的好食材。

氣

血

鴻喜菇補氣血，可改善虛弱毒素、營養不良毒素等引起的症狀。養肺，亦有助於改善便祕。鴻喜菇種類繁多，小而圓的褐色菌帽為常見的「鴻喜菇」，比鴻喜菇大朵且顏色偏淡的為「美姬菇」，菌株粗胖又壯的稱為「玉蕈」（松本茸），其中又以常見的鴻喜菇膳食纖維含量最豐富。

【不適症狀】

疲勞、體力下降
食慾不振、消化不良、便祕
浮腫
老化
失眠、暈眩

【搭配食材】

➕ 梅子

鴻喜菇與梅子用酒香煎，以酸味與甘味的最佳搭配來改善乾燥。

➕ 菠菜

兩者皆可有效改善便祕，可說是效果倍增的最佳組合，或炒或煮都美味。

➕ 米

米補氣，不妨與鴻喜菇一起做成蒸飯，加入鮭魚或雞肉更有效。

【烹調技巧】

未用完的部分可冷凍，大約可保存一個月，冷凍期間鮮味倍增。切除根部後剝開菌株，裝入密閉袋冷凍，使用時無須解凍直接加熱，口感與冷凍前沒有太大差異。

 五性 涼   五味 甘

歸經 肺・脾 產季 春

 類型 虛弱毒素、營養不良毒素

值得關注的成分 ● β-葡聚醣：菇類、穀物、海藻中含有的膳食纖維，據說有助於免疫功能，亦可望減緩季節性過敏性鼻炎等過敏症狀。

滑菇

促進水分代謝，
使胃腸功能恢復正常，
提振精神。

氣

血

胃腸

滑菇補氣，可促進氣血水循環、健胃整腸、提振精神。含豐富膳食纖維，並有助於改善水分代謝，對便祕、多汗等症狀十分有益；又可使胃腸恢復正常，改善食慾不振，對抗虛弱毒素相當推薦。此外也很適合對皮膚、頭髮、下半身、視覺或聽覺老化有感之人。

【 不適症狀 】

疲勞、體力下降、無精打采
食慾不振、消化不良
便祕
老化
多汗

【 搭配食材 】

茗荷	豆腐	海苔
滑菇搭配香氣十足的茗荷，是排除壓力毒素的最佳拍檔，不妨一起做成味噌湯。	豆腐補氣，與滑菇有加倍效果，一起烹煮，濃稠的口感讓人欲罷不能。	解消腫塊的最佳拍檔，不妨一起做成和風沙拉等的配料。

【 烹調技巧 】

滑菇嚴禁生食，建議快速汆燙或做成味噌湯。滑菇無法久放，冷凍大約可保存一個月。如果未開封，可整包直接冷凍，無須解凍即可直接加熱烹調。

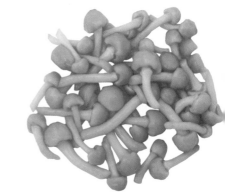

五性	平	五味	甘

歸經	心・脾・腎	產季	春

類型	虛弱毒素、浮腫毒素

值得關注的成分 ▶ ●黏蛋白：滑菇的黏性成分，一種水溶性膳食纖維，是動物黏液的主要成分，含在唾液、眼淚、胃液中。黏蛋白可保護胃粘膜，幫助營養的消化吸收。

秀珍菇

補五臟，
健胃整腸，
改善壓力造成的過勞。

秀珍菇補肝、心、脾、肺、腎，尤其健脾功能顯著。

當身體因壓力或不懂保養導致過勞而變虛弱時，秀珍菇是非常好的食材，虛弱毒素、壓力毒素以外的毒素類型或強烈疲倦時，皆適宜食用。此外，溫和的微溫性質可散寒，對下半身寒冷或身體僵硬亦有效。

【不適症狀】

壓力、過勞、無精打采
食慾不振、消化不良
腹脹、氣色差
下半身寒冷、身體僵硬

【搭配食材】

 ➕薑

 ➕牛肉

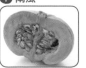 ➕南瓜

排除壓力毒素的良好組合。薑為辛味食材，有助於行氣。

牛肉補血，有助於排出虛弱毒素，可炒可煮的美味組合。

兩者皆補氣，提振精神，做成天婦羅，美味又可口。

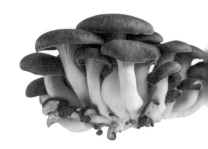

【烹調技巧】

秀珍菇用途相當廣泛，可搭配各種調味或菜餚，不論炒、煮、炸、義大利麵或蒸飯都很合適。容易吸附湯底，尤其推薦慢火燉熬。可以整株烹煮，不過太大的菌株建議徒手剝成小塊，更好入味。

五性 微溫　五味 甘

歸經 脾・胃　產季 冬～春

類型 虛弱毒素、壓力毒素

值得關注的成分 ➔ ●維生素B群：分解各類食物的碳水化合物、蛋白質、脂質時不可或缺的維生素，菇類中又以秀珍菇含量最豐富，烹煮也不易大量流失。

舞菇

補五臟，可提高全身功能、消除疲勞。對改善肥胖亦有效。

 氣
 血
胃腸

舞菇補肝、心、脾、肺、腎等五臟，又可補氣，有助於製造血液及水分，藉此提高全身機能，幫助消除疲勞，並可調節脾功能，改善胃腸不適。

此外，豐富的膳食纖維對改善便祕、肥胖亦有效。中高齡層如有缺水毒素等症狀，多食用可預防生活習慣病。

【不適症狀】

疲勞、體力下降
食慾不振、消化不良
下半身寒冷、身體僵硬
免疫力下降
肥胖、便祕、生活習慣病

【搭配食材】

 ➕ 檸檬

 ➕ 雞肉

 ➕ 馬鈴薯

檸檬為酸味性質，與甘味的舞菇一起食用，有助加倍滋潤，是排除缺水毒素的最佳拍檔。

兩者皆為溫性補氣。疲憊時，建議可做成湯品。

兩者皆為甘味食材，是增強消化吸收、提高體力的最佳組合。

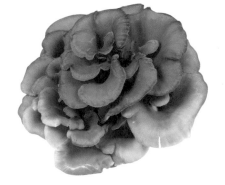

【烹調技巧】

舞菇分為褐色蕈帽的舞菇及整體為白色的白舞菇。舞菇獨特的口感及香氣極具魅力。白舞菇香氣較為柔和，即使烹飪也不會掉色，很適合入菜，不妨多方嘗試利用。

五性	微溫	五味	甘
歸經	脾	產季	冬～春
類型	虛弱毒素、缺水毒素		

值得關注的成分　●β-葡聚醣：菇類、穀物、海藻中含有的膳食纖維，據說有助於免疫功能，亦可望減緩季節性過敏性鼻炎等過敏症狀。

改善老化症狀或胃腸不適。

對精神不濟造成的不適很有效。

洋菇

氣

胃腸

洋菇有助於改善食慾不振、消化不良造成的疲勞、體力下滑，是對抗虛弱毒素的好食材。且能補氣促進循環，改善情緒不穩等症狀。具有養腎的功用，對老化症狀亦有效，非常適合對皮膚、頭髮、下半身、視覺或聽覺等老化有感之人。洋菇補腎養肺，對浮腫毒素亦有效。

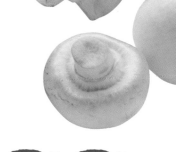

五性 平　　五味 甘

歸經 胃・肺・腎

產季 整年

類型 虛弱毒素、浮腫毒素

【不適症狀】

沒有精神、疲勞、體力下降
食慾不振、消化不良
老化
情緒不穩、焦躁
困倦、浮腫

【搭配食材】

 香草

添加喜愛的香草，有助於改善浮腫毒素，可做成沙拉或爛炒。

➕ 米

使用大量洋菇做成什錦炒飯，是改善虛弱毒素的最佳拍檔。

➕ 雞肉

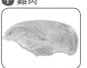

兩者皆益腎，是預防老化症狀的最佳拍檔，不妨做成湯品。

【烹調技巧】

洋菇可生食，切成薄片做沙拉是法國人人熟悉的家常菜，為了防止食材氧化發黑，記得食用前再切片並即刻淋上檸檬汁，再加一點油、撒上鹽以及胡椒即完成。

值得關注的成分 ●維生素B群：促進消化液分泌，分解碳水化合物、蛋白質、脂質時不可或缺的維生素，其中又以維持皮膚或黏膜健康的維生素B2含量最豐富。

松茸

行氣補血，
改善體內累積的濕邪。
亦有助於保持肌肉柔軟。

氣 水 血

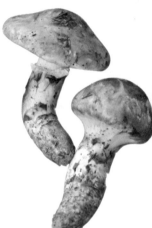

松茸可調整凝氣、促進循環，連帶打通全身血液及水分，藉此舒緩肌肉或筋腱的僵硬、柔軟身體。還有補血作用，對改善貧血也有效。此外亦調節脾臟，改善胃腸不適，排除伴隨消化不良而來的濕邪，並調整水分代謝，亦有助於改善浮腫、肥胖。

【不適症狀】

失眠
貧血
多痰
肥胖、浮腫
肌肉僵硬

【搭配食材】

 柚子   牛肉   米

柚子亦有化痰作用，與松茸一起食用效果更好，柚子皮可用於增添香氣。

牛肉補氣，松茸行氣促進循環，做成壽喜燒或生薑紅燒牛肉都十分美味。

米亦補氣，與松茸為最佳組合，不妨做成基本款的松茸飯。

| 五性 | 平 | 五味 | 甘 |

歸經 脾・腎・膀胱

產季 秋

類型 浮腫毒素、營養不良毒素、虛弱毒素

【烹調技巧】

菇類中的高級品，烹煮的事前準備千萬小心別出差錯。首先，像削鉛筆一樣將根部髒污部分削去薄薄一層，裝一盆清水稍微浸泡後迅速沖洗，並立刻用乾淨布巾擦乾，重點是趁新鮮即刻烹煮。

値得關注的成分 ▷ ●β-葡聚醣：菇類、穀物、海藻中含有的膳食纖維，據說有助於免疫功能，亦可望減緩季節性過敏性鼻炎等過敏症狀。

80

海藻

海藻清熱，可促進體內水循環，
同時有效排除熱毒、水毒
及體內淤積的毒素，改善不適。
但質地偏冷，如果擔心太冷，應避免過度食用，
食用時不妨搭配溫性食材。
建議家中常備乾燥海藻，適時適量攝取。

Seaweed

石蓴

協助體內清熱利水，
改善浮腫、潮熱，
軟化腫塊。

熱
水
胃腸

石蓴的風味及用途與青海苔相似，但兩者是截然不同的海藻。相較於細長的青海苔，石蓴外表是扁平的薄片狀。石蓴清熱利水，有助於排出體內因濕熱而累積的毒素，又有調節脾功能，可改善胃腸不適、提振食慾。此外，石蓴還有軟化、排出腫塊的作用，亦有助於改善血路不通毒素的症狀。

【不適症狀】

潮熱、頭昏
食慾不振、消化不良
口乾、乾燥
浮腫、腫塊
口內炎

【搭配食材】

 冬瓜　　 香菇　　雞肉

改善瘀熱造成的浮腫毒素的最佳拍檔，一起做成湯品或味噌湯，既方便又美味。

兩者皆熱量低而且膳食纖維豐富，是減重的最佳組合。

與石蓴搭配，是調節脾功能的最佳拍檔，胃腸不適時不妨食用。建議可做成湯品。

【烹調技巧】

乾石蓴較容易取得，適合平時儲備乾貨，使用便利。石蓴容易混入砂石，切勿直接烹煮。料理前應充分浸泡，在水中輕揮洗去雜質後瀝乾，再行烹煮。

五性	涼	五味	甘·鹹
歸經	脾	產季	整年

類型　浮腫毒素、血路不通毒素

值得關注的成分　●硫酸鼠李聚糖：一種膳食纖維，可抑制血糖值急速升高，預防血管發炎，有助於防止血栓形成。

洋菜

清除身體瘀熱及多餘的水分，
改善潮熱、浮腫。
亦有助於改善老化症狀、便祕。

氣
熱
水
解毒

洋菜是從一種稱為石花菜的海藻提煉，性寒，有強烈的清熱性質，可促進氣血循環。

清熱，有助於改善潮熱、頭昏、咳嗽，促進水分代謝，對浮腫、口乾也有效，又可改善皮膚、頭髮、下半身、視覺或聽覺等的老化症狀，改善肌肉痛。此外，豐富的膳食纖維亦可預防便祕、糖尿病等。

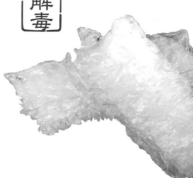

【不適症狀】

燥熱感、潮熱、頭昏
口乾、帶燥熱感的咳嗽
浮腫、腫塊
老化
便祕、糖尿病

【搭配食材】

 杏仁   水蜜桃   雞肉

    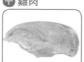

兩者是製作杏仁豆腐的最佳拍檔，皆可改善咳嗽，可期待效果加倍。

與溫性的水蜜桃做成甜點，可使洋菜清熱效果更溫和。

將蒸好的雞肉與洋菜絲做成中式沙拉，補氣並改善水分代謝的最佳拍檔。

| 五性 | 寒 | 五味 | 甘・鹹 |

歸經　肝・肺・腎

產季　整年

類型　血路不通毒素、浮腫毒素

【烹調技巧】

洋菜可分條狀的洋菜條、粉末狀的洋菜粉及絲狀的洋菜絲。洋菜絲只要浸泡恢復原狀便可食用，可拌入沙拉或醃漬物，增加口感，美味可口。做成湯品或拌飯時，無須浸泡就可直接使用，十分便利。

值得關注的成分 ●水溶性膳食纖維：洋菜含有豐富的水溶性膳食纖維──褐藻酸鈉，可望抑制血壓升高。

昆布

 熱
 水
 解毒

清瘀熱，調節水分代謝，亦有軟化腫塊的作用。

昆布清熱利水，可促進循環，有益於排除血路不通毒素、浮腫毒素，對瘀熱造成的眼睛充血、焦躁也有效。有軟化腫塊的功效，有助於改善良性腫瘤、膿皰。此外，養腎作用亦可預防老化症狀、生活習慣病。然而，體寒時不宜多食，建議搭配溫熱性食材。

【不適症狀】

燥熱感、潮熱、頭昏
眼睛充血、焦躁
浮腫、膿皰、腫塊
老化
便祕、糖尿病

【搭配食材】

 ➕ 青花魚

 ➕ 蕎麥

 ➕ 水菜

與青花魚搭配，對血路不通毒素最有效，建議可於青花魚罐頭加細絲昆布[1]。

促進血液循環的最佳組合，不妨於溫熱的蕎麥湯麵中添加滿滿的細絲昆布。

兩者皆可有效改善浮腫，不妨利用細切昆布絲一起燉煮成熱呼呼的蔬食菜餚。

【烹調技巧】

整片昆布烹煮耗工又費時，朧昆布[2]及細絲昆布相對簡單，只需在每日湯品或味噌湯中加一點，就能輕鬆吃到昆布。如果是燉煮，建議使用細切昆布絲。

譯註1：一種用機器加工削成的昆布薄片
譯註2：一種由人工刨成的昆布薄片

五性	寒	五味	鹹

歸經　肝・脾・腎

產季　整年

類型　血路不通毒素、浮腫毒素

值得關注的成分　●水溶性膳食纖維：昆布含有豐富的水溶性膳食纖維──褐藻酸鈉，可望抑制血壓升高。

有利於緩解瘀熱或水造成的不適，

改善咳嗽及化痰。

亦可改善焦躁、失眠。

海苔 熱 水

海苔可改善咳嗽、化痰，對喉嚨不適的人是非常好的食材。清熱利水、促進循環，適合血路不通毒素、浮腫毒素，改善瘀熱造成的頭昏、焦躁。促進水分代謝，改善浮腫，又可軟化腫塊，有助於改善良性腫瘤、膿皰。然而，疲倦或體寒時不宜多食。

【不適症狀】

燥熱感、潮熱、頭昏
咳嗽、痰、喉嚨乾燥
眼睛充血、焦躁、失眠
浮腫、膿皰、腫塊
老化

【搭配食材】

➕ 辣椒

辣椒可使海苔的清熱效果更溫和，不妨在海苔湯中加一點辣椒粉。

➕ 蛋

蛋白有止咳作用，與海苔一起食用，效果加倍。海苔蛋花湯最合適。

➕ 紫蘇

紫蘇行氣，與海苔一起食用，活血利水效果加倍。不妨做成和風沙拉。

【烹調技巧】

海苔大多拿來包飯食用，但很少能吃到一整片。想要多吃一點海苔時，建議做成湯品，一碗湯便能輕鬆攝取整片海苔的營養。調味部分，加芝麻油就變韓式風格，雞湯底便成了中華料理，日式清湯也不錯。

 五性 寒　　 五味 甘‧鹹

 歸經 肺‧腎　　 產季 整年

 類型 血路不通毒素、浮腫毒素

值得關注的成分 ●維生素、礦物質：海苔含有豐富的礦物質及維生素，一片烤海苔（約3克）含810微克的β-胡蘿蔔素，相當於四顆青椒，含量豐富。

羊栖菜

補血舒緩疲勞，
維護頭髮肌膚亮澤。
亦有助於改善焦躁、失眠。

羊栖菜補血，對氣色不好、肌膚或頭髮粗糙乾燥等令人在意的虛弱毒素很有效，又能清熱利水，亦有助於改善眼睛充血、焦躁、浮腫。此外，羊栖菜具軟化腫塊的作用，有膿皰、疼痛或身體發麻時不妨食用。唯體寒時不宜多食。

【不適症狀】
燥熱感、潮熱、頭昏、眼睛充血、焦躁、失眠
疲勞、體力下降
浮腫、膿皰、腫塊
老化
白髮、掉髮、皮膚乾燥

【搭配食材】

 核桃
 竹筍
芝麻油

核桃補氣血，兩者搭配對虛弱毒素極有益，不妨稍微拌炒做成醋漬羊栖菜。

竹筍清熱，健胃整腸，一起烹煮可提高羊栖菜的功效。

甘味的芝麻油搭配羊栖菜可改善浮腫毒素的不適，味道也很搭。

【烹調技巧】
羊栖菜可分長又粗的長羊栖菜及細細小小的羊栖菜芽，長羊栖菜泡水恢復原狀後，應切成適當大小烹煮。燉菜如果在意糖及鹽分，可用橄欖油拌炒，或用醋及鹽調味做成醃漬小品，亦可添加檸檬、蒜頭，增添風味。

值得關注的成分
●褐藻醣膠：海藻的黏性成分，屬於一種水溶性膳食纖維，可提高免疫力，保護胃壁，治癌效果亦備受期待。

| 五性 | 寒 | 五味 | 甘·鹹 |
| 歸經 | 肝·腎 | 產季 | 整年 |

類型 虛弱毒素、血路不通毒素、浮腫毒素

海蘊

清熱利水，
可改善浮腫、腫塊，
潤腸，對便祕亦有效。

潤 熱 水

海蘊清瘀熱，可促進水分代謝，有助於改善潮熱、頭昏、焦躁、浮腫，有效排出血路不通毒素或帶瘀熱的浮腫毒素。且有潤腸作用，可改善瘀熱引起乾燥造成的便祕，此外對改善有灼熱感的膿皰亦有效。體寒時不宜多食。

【不適症狀】

潮熱、頭昏
眼睛充血、焦躁、失眠
浮腫、膿皰
身體缺水導致便祕、肥胖

【搭配食材】

 醋
 薑
 青蔥

醋為酸味，有益排除排血路不通毒素，做成醋漬海蘊食用，可期待效果加倍。

薑性溫，可使海蘊的清熱效果更溫和，風味上也與醋漬海蘊非常對味。

擔心海蘊太冷時，不妨做成溫熱的海蘊湯，搭配溫性的青蔥，美味更提升。

【烹調技巧】

標記為生海蘊的商品，稍微水洗後瀝乾即可烹調，如果是鹽海蘊或鹽漬海蘊，則需先泡水去鹽。浸泡鹽水（關於濃度及浸泡時間請確認包裝上標記）一段時間後，試吃不鹹即可撈起。

 五性　涼　　 五味　鹹

歸經　肝‧腎　　產季　春

類型　血路不通毒素、浮腫毒素

值得關注的成分　●褐藻醣膠：海藻的黏性成分，屬於一種水溶性膳食纖維，可提高免疫力，保護胃壁，治癌效果亦備受期待。

裙帶菜

可清熱並促進水分代謝，
改善淋巴腫脹或浮腫。
對便祕、咳嗽、痰亦有效。

熱
水
胃腸

血路不通毒素、浮腫毒素的不適大多是源自瘀熱及水分累積所造成，裙帶菜有助於改善這些症狀，同時可護肝、促進氣血循環、調節脾功能、健胃整腸。並有軟化腫塊的功效，有益於減緩淋巴腫脹，又可化痰，對改善咳嗽亦有效。如果擔心太冷，則需注意不宜多食。

【不適症狀】

潮熱、頭昏
眼睛充血、焦躁、失眠
咳嗽、多痰
浮腫、膿皰、腫塊
便祕

【搭配食材】

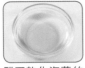 醋

 芝麻油

 文蛤

醋可軟化海藻的膳食纖維，增強吸收，所以醃漬是最有益的食用方法。

裙帶菜含有豐富的β-胡蘿蔔素及維生素K，用油炒可增強吸收。

改善浮腫毒素的最佳拍檔，文蛤亦可促進水分代謝，建議可做成湯品。

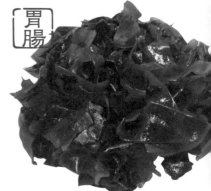

【烹調技巧】

醋可以軟化包含裙帶菜在內的海藻膳食纖維，藉此提高吸收效率，但應注意不要醋漬太久，否則成分會流失滲入醋中。做成裙帶菜酸辣湯，就能連湯汁一起飲用，方便又實惠。

五性 寒　　　五味 鹹

歸經 肝‧脾‧腎　　產季 春

類型 血路不通毒素、浮腫毒素

值得關注的成分　　●褐藻醣膠：海藻的黏性成分，屬於一種水溶性膳食纖維，可提高免疫力，保護胃壁，治癌效果亦備受期待。

薯類

薯類食物可幫助虛弱的身體補充元氣、促進排毒。

不會造成身體冷暖變化，所以食用時無須顧忌體質或季節，又有調整胃腸不適的作用，幫助其他排毒食材的消化吸收。

只需留意不過度食用，便可改善便祕，協助腸道排毒。

注意保留薯類原有的風味，避免過度調味。

Tubers and roots

蒟蒻

清熱消炎，
促進血液循環，潤腸改善便祕。

潤 熱 血 解毒

蒟蒻清熱作用強，並可鎮定膿皰及發炎，同時潤腸、減緩便祕，幫助排出體內廢物、改善肥胖。又可排出因水分代謝變差所產生的毒素，有助於改善血路不通毒素及浮腫毒素等全面性的不適，藉此促進水循環，對浮腫及排尿異常亦有效。體寒者不宜多食。

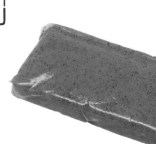

【不適症狀】

潮熱、頭昏
多痰
膿皰、發炎
便祕、肥胖
浮腫、排尿異常

【搭配食材】

  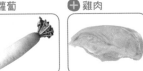

➕ 辣椒	➕ 蘿蔔	➕ 雞肉
體寒時，加點辛味料理最合適，可使蒟蒻清熱效果更溫和。	蘿蔔可幫助消化，一起食用可提升腸道功能，改善面皰、粉刺。	雞肉性溫補氣，可改善體力下滑時的便祕及浮腫。

【烹調技巧】

蒟蒻煮太久會變硬，如果希望蒟蒻軟嫩又入味，要下點工夫，例如將切好的蒟蒻撒上砂糖搓揉直到出水再加以清洗，便可縮短烹煮時間，自然放涼即可入味。

五性	寒	五味	苦・辛

歸經	肺・大腸	產季	整年

類型　血路不通毒素、浮腫毒素

值得關注的成分 ➤ ●聚葡甘露醣：一種膳食纖維，原為水溶性膳食纖維，但在蒟蒻製作過程中轉化成非水溶性，有助於降低膽固醇及中性脂肪。

番薯

調整胃腸不適，
提振精神，
亦有助於改善浮腫、便祕。

潤
氣
胃腸

番薯可改善食慾不振、消化不良，本身有補氣、提振精神、顧脾的功能，可促進水分代謝，改善浮腫及軟便。番薯盛產的秋季正好是容易便祕的乾燥季節，透過番薯的潤腸作用，亦可有效改善，且平性的性質不挑體質，年長者或小朋友體力下降，受虛弱毒素、營養不良毒素困擾時尤為推薦。

【不適症狀】

疲勞、體力下降
食慾不振、消化不良
便祕
老化、呼吸急促
浮腫、軟便

【搭配食材】

 ➕ 核桃

 ➕ 粥

 ➕ 黑芝麻

核桃潤腸，兩者搭配可有效改善便祕，不妨一起拌入番薯沙拉中。

兩者皆補氣，可提振精神，有助於消除虛弱毒素、營養不良毒素造成的疲勞。

滋養補腎的最佳拍檔，可增進頭髮或肌膚光澤，亦有助於預防老化症狀。

【烹調技巧】

如欲有效攝取番薯中富含的β-胡蘿蔔素，不妨像拔絲地瓜一樣連皮用油烹煮。此外，番薯亦含有豐富的維生素C，雖然遇熱容易流失，但有澱粉保護，烹煮後的流失極少。

 五性 平 ┃ 五味 甘

 歸經 脾‧腎 ┃ 產季 秋

類型 虛弱毒素、營養不良毒素、缺水毒素

值得關注的成分 ▶ ●紫茉莉苷：從切口流出的白色汁液。番薯豐富的膳食纖維會增加便量，透過紫茉莉苷作用軟化糞便，並促進腸蠕動，易於排便。

里芋

健胃整腸，改善便祕、消化不良。對浮腫、腫塊亦有效。

[氣] [胃腸] [解毒]

里芋可溫暖胃腸，促進胃功能恢復正常，藉此改善食慾不振、消化不良，有助於滋養強身，因虛弱毒素、血路不通毒素而長期備感疲倦時不妨食用。又可改善便祕，幫助解毒，對浮腫、腫塊、便祕、腹瀉、宿醉亦有效。此外亦可改善缺水毒素的水分代謝。

編註：里芋在台灣又稱小芋頭，體積較一般芋頭小，口感更Q彈

【不適症狀】

慢性疲勞、體力下降
食慾不振、消化不良
便祕、腹瀉
浮腫、宿醉
腫塊、膿皰

【搭配食材】

 ＋牛肉

 ＋柚子

 ＋蒟蒻

里芋可促進牛肉營養的消化吸收，有益於改善營養不良毒素、疲勞。

兩者皆可解宿醉毒素，不妨在里芋燉菜或粥上撒些柚子皮。

改善血路不通毒素的最佳組合，里芋燉菜中別忘了添加蒟蒻。

【烹調技巧】

里芋有石川早生、土垂、紅芽芋、八頭、海老芋等多種品種，風味、口感各有特色，適合的菜色也不盡相同。削皮時如遇水分會造成皮膚搔癢，建議清除土垢，在乾燥狀態下削皮。

五性	平	五味	甘・辛
歸經	脾・胃	產季	秋

類型　虛弱毒素、血路不通毒素、營養不良毒素、浮腫毒素

值得關注的成分 ●黏蛋白：一種水溶性膳食纖維，為黏性成分，含在里芋切開後牽絲的物質之中，可保護胃粘膜，幫助蛋白質吸收。

馬鈴薯

補氣，改善胃腸不適，增強體力。

氣

胃腸

馬鈴薯可溫和地整脾健胃，又可補氣，對疲憊的身體能平緩補充能量，如欲消除肌肉疲勞亦十分推薦。此外可改善瘀熱造成的胃不適，因疲倦而引起胃痛時不妨食用。馬鈴薯性平，不挑體質，有助於改善虛弱毒素、營養不良毒素的症狀。

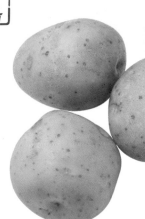

【不適症狀】

食慾不振、消化不良、反胃
肌肉疲勞、呼吸急促
便祕、腹寒
浮腫、濕疹
胃痛、胃潰瘍、十二指腸潰瘍

【搭配食材】

＋洋蔥

＋羅勒

＋豬肉

洋蔥可促進氣循環，與馬鈴薯極為搭配，不妨做成湯品。

羅勒也是一種通氣食材，可用於沙拉、濃湯等調味，增添香氣。

補氣的最佳拍檔。疲累或體力下滑時，不妨做成烤肉、馬鈴薯燉肉等。

【烹調技巧】

馬鈴薯即使削皮也至多流失一克左右的膳食纖維，所以削皮的馬鈴薯依舊可攝取到豐富的膳食纖維。消化不良時，不妨燉煮或蒸熟至軟爛食用，例如無油燉菜、湯品、馬鈴薯泥等都極為推薦。

 五性　平　　 五味　甘

歸經　胃・大腸　　產季　秋

 類型　虛弱毒素、營養不良毒素、浮腫毒素

值得關注的成分　　●膳食纖維：在日本食品標準成分表2020年修訂版中，馬鈴薯的膳食纖維含量大幅增加。每100克帶皮馬鈴薯中含9.8克膳食纖維，名列前茅，是番薯的兩倍以上。

山藥

補氣滋潤，促進氣水循環，健胃整腸，調整肺功能，對滋養強身、改善老化症狀很有效幫助。

潤 氣 胃腸

山藥作用於脾、肺、腎，能提高臟器機能，有助於滋養強身，亦可用於中藥處方。山藥具補氣且健胃整腸的功能，可幫助消化吸收，又可潤肺，能改善全身乾燥、慢性咳嗽等症狀。此外，山藥補腎，改善老化症狀，強化筋骨，對雙腿無力亦有效。

【不適症狀】

食慾不振、消化不良、慢性腹瀉
咳嗽、口乾
老化、頻尿、雙腿無力
疲勞、呼吸急促
皮膚、喉嚨的乾燥

【搭配食材】

 ➕鮪魚

 ➕海苔

 ➕帆立貝

鮪魚補血，與山藥一起食用效果加倍。欲補充元氣時，不妨食用。

黑色食材補腎，搭配山藥泥食用，可減輕老化症狀。

帆立貝滋養，與山藥一起食用，有益排解缺水毒素，不妨一同煸炒。

【烹調技巧】

山藥品種豐富，有黏性強的日本原生野生山藥（自然薯）、大和芋及源自中國口感脆嫩的長形山藥，但性質及功效不分品種皆同。山藥有鬚根，但依舊可連皮食用。鬚根用爐火微烤便可去除。

 五性 平 五味 甘

 歸經 脾·肺·腎

 產季 秋～春

 類型 虛弱毒素、缺水毒素

值得關注的成分 ●消化酵素：山藥中含有豐富的澱粉液化酶（amylase）及澱粉糖化酶（diastase），兩者皆為澱粉的分解酵素，可幫助米等的消化，磨成泥或切碎食用最有效。

豆類

豆類可幫助排出體內廢物，促進水分代謝，有助於改善胃腸不適及便祕。

亦和穀物或薯類食材一樣，可提振精神同時調節身體、幫助排毒。

烹煮乾豆較為耗工費時，利用市售的水煮罐頭或蒸熟豆，便可輕鬆享用。

不妨在日常餐點中攝取豆類營養。

Beans

紅豆

清熱利水，協助把梅雨至夏季期間累積的毒素排出。解毒作用佳，亦可改善膿皰。

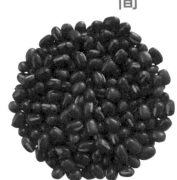

梅雨至夏季，氣候高溫潮濕，易導致能量消耗、代謝減緩，體內容易瘀熱積水。紅豆可清熱利水，改善血路不通毒素、浮腫毒素的症狀。熱毒也會引起發炎、長膿，所以紅豆對有膿的疙瘩也有效，又可鎮定熱引起的焦躁、安神紓壓。

紅豆利尿，可改善浮腫、排尿異常問題。

【不適症狀】

潮熱、頭昏、焦躁
沉重倦怠、浮腫、排尿異常
有膿的疙瘩、粉刺
糖尿病
便祕、腹瀉

【搭配食材】

 ➕大麥
 ➕綠豆
 ➕南瓜

大麥清熱利水，與紅豆搭配可望效果加倍，不妨在大麥飯中添加蒸熟的紅豆。

綠豆解毒且利尿，可提高紅豆功能，不妨一起燉煮做成紅綠豆湯。

南瓜性溫補氣，與紅豆一起煮成湯品，調和清熱效果又解毒。

【烹調技巧】

紅豆從乾燥生豆開始煮，不但耗時又得片刻不離地看火，還須添加大量砂糖才會軟爛。市面上有已烹煮過的低糖紅豆商品，忙碌時不妨利用。

五性	平	五味	酸·甘

歸經 心·小腸·脾

產季 整年

類型 血路不通毒素、浮腫毒素

值得關注的成分
●膳食纖維：紅豆含有豐富膳食纖維，有助於維持腸道健康。
●多酚：深色的紅豆皮上含有大量多酚，具有高度的抗氧化作用。

清除悶熱季節裡的體內瘀水，改善胃不適，排出身體廢物。

紅腰豆

熱
水
胃腸

梅雨至夏天氣溫與濕度同時升高，這段期間體內容易積水而感到疲倦或食慾不振。體內多餘的水分會造成脾臟虛弱，容易引發胃腸不適。紅腰豆具有幫助體內排水的功效，藉此改善中暑，協助胃腸功能恢復正常，排出廢物。

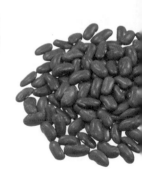

【不適症狀】

中暑、夏季倦怠症、暈眩
無精打采、沉重倦怠
浮腫、腹瀉
食慾不振、胃脹、腹脹

【搭配食材】

➕ 豬肉　　　➕ 洋蔥　　　➕ 奧勒岡

豬肉具有甘味與鹹味性質，與紅腰豆十分相稱，不妨加番茄做成辣豆醬。

搭配洋蔥健胃，做成醃漬小品，可促進血液循環，增強紅腰豆的功效。

奧勒岡有祛濕作用，搭配紅腰豆可望效果加倍，用於辣豆醬調味可提升美味。

【烹調技巧】

紅腰豆在日本大多做成甜品，海外稱之為菜豆，常以鹽味方式烹飪，每個國家各有不同的食譜。利用水煮罐頭，便可輕鬆烹調，建議與肉或番茄一起醃漬做燉煮菜色。

五性	平	五味	甘
歸經	脾	產季	整年

類型　浮腫毒素、缺水毒素

值得關注的成分　●膳食纖維：含有豐富膳食纖維，有助於維持腸道健康。
　　　　　　　　　●多酚：深色的紅豆皮上含有大量多酚，具有高度的抗氧化作用。

黑豆

潤・水・血

提高腎功能，滋養強身，有助於改善老化症狀。

黑豆補腎，可提高腎功能，改善黑斑、皺紋、白髮等老化症狀，滋養強身，活血促進水分代謝，有益於改善血路不通毒素的症狀，及浮腫毒素造成的臉部或腳的浮腫。又有補充滋潤的功效，對缺水毒素也有效。此外，黑豆健脾，亦可改善胃腸不適。

【不適症狀】

食慾不振、胃脹、腹脹
浮腫
疲勞、老化
糖尿病

【搭配食材】

 咖哩粉　　 粥　　豬肉

咖哩粉促進血液循環，改善血路不通毒素，不妨搭配青花魚罐頭做成黑豆咖哩。

食慾不振時的最佳拍檔。利用市售的蜜黑豆或蒸黑豆，便可輕鬆烹煮。

豬肉滋補養潤，與黑豆可說是最佳拍檔，不妨於紅燒豬中添加蒸黑豆。

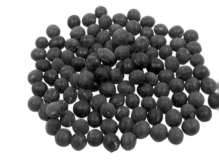

【烹調技巧】

黑豆茶可輕鬆攝取有效成分。將洗淨的黑豆乾炒直至豆衣出現乾裂後，加水再煮二十分鐘即完成。此時黑豆已相當軟爛，不妨做成蒸飯食用，一次多炒或多烤一些起來存放，十分方便。

| 五性 | 平 | 五味 | 甘 |

| 歸經 | 脾・腎 | 產季 | 整年 |

| 類型 | 血路不通毒素、浮腫毒素、缺水毒素、營養不良毒素 |

值得關注的成分　●花青素：黑豆的色素成分，有抑制脂肪堆積、促進膽固醇排出等作用，亦可望降低血中膽固醇、中性脂肪。

協助虛弱的胃腸恢復正常，改善消化不良、胃脹氣打嗝，對水分代謝及老化症狀很有效。

豇豆

潤 水 胃腸

豇豆是紅豆家族之一，用來煮紅豆飯的豆子。可調節脾功能，幫助胃腸恢復功能，改善消化不良、胃脹氣打嗝、腹脹等症狀，溫和健胃。因虛弱毒素、營養不良毒素造成體力下降時不妨食用。又可幫助腎功能，促進停滯的水分代謝，排出廢物，亦有助於改善老化症狀。

【不適症狀】

食慾不振、消化不良、腹脹
胃脹氣打嗝
老化
白帶
糖尿病

【搭配食材】

➕糯米　　➕黑糖　　➕咖哩粉

糯米補氣，與豇豆一起做紅豆飯，可健胃補充營養。

黑糖有暖身效果，胃不適時非常合適。用來熬煮豇豆，效果加倍。

咖哩粉有益改善食慾不振，不妨做豇豆與豬絞肉的肉醬咖哩。

【烹調技巧】

紅豆飯使用豇豆而非紅豆是因為豇豆不易裂開，煮好後顏色濃艷。希望紅豆飯順利染上深色時，建議將煮好的豇豆湯汁倒到另一個大碗中，用手持食物攪拌機攪拌，盡量將空氣打進去。

五性 平　　五味 甘

歸經 脾・腎　　產季 整年

類型 虛弱毒素、營養不良毒素、缺水毒素

值得關注的成分
●鐵：豇豆鐵含量比紅豆豐富，可有效預防貧血。
●葉酸：造血所需的必要維生素，有助於胎兒正常發育。

大豆

健胃整腸，消除疲勞。
改善水分代謝，
對浮腫、便祕亦有效。

氣
水
胃腸

大豆補氣，可提高胃腸功能，有助於消除疲勞，改善虛弱毒素、營養不良毒素的症狀，提振精神。又可促進體內瘀水循環，對消解浮腫很有效，亦有助於緩解胃腸虛弱引起的浮腫或腹部腫脹。對改善疣等膿皰及便祕亦十分推薦。

【不適症狀】

食慾不振、消化不良、腹脹
疣、膿皰
疲勞、無精打采、體力下降
便祕
浮腫、排尿異常

【搭配食材】

 昆布   芝麻油   雞肉

兩者皆可改善水分代謝，有益浮腫、尿量減少的最佳拍檔。不妨做成昆布豆。

芝麻油潤腸，與大豆一起食用可有效改善便祕，淋上煮熟的大豆，香又美味。

補氣的最佳拍檔。疲倦或體力不濟時，不妨加點蒜頭拌炒。

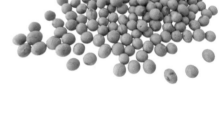

| 五性 | 平 | 五味 | 甘 |

歸經 脾‧胃‧大腸

產季 整年

類型 虛弱毒素、營養不良毒素、浮腫毒素

【烹調技巧】

乾燥大豆煮好後，鮮味全都留在湯汁裡，建議不要丟棄，靈活運用。大豆的鮮味來自麩胺酸，與柴魚片、昆布、肉類的鮮味結合可創造加倍效果，讓味噌湯、湯品、燉菜更美味。

值得關注的成分 ●大豆異黃酮：多酚的一種，作用類似女性荷爾蒙的雌激素，同時具有抗雌激素作用，有助預防乳癌、骨質疏鬆症等疾病。

補水滋潤全身，改善胃腸不適。
重建消除慢性疲勞。

豆漿

潤 水 血 胃腸

豆漿為豆腐（P102）的原料，但性質不同。豆漿補脾，可提高胃腸功能，改善慢性疲勞或根深蒂固的虛弱體質，又可補充不足的水分，滋潤身體。亦有清肺熱作用，可改善咳嗽、口乾、痰、支氣管不適等症狀，可說是非常適合虛弱毒素、營養不良毒素、缺水毒素的食材。

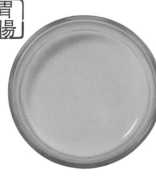

| 五性 | 平 | 五味 | 甘 |

歸經 脾・肺・大腸

產季 整年

類型 虛弱毒素、營養不良毒素、缺水毒素

【不適症狀】

食慾不振、消化不良、腹脹
疲勞、無精打采、體力下降
乾燥、口乾
乾咳、多痰、支氣管不適
浮腫、排尿異常

【搭配食材】

➕檸檬

於溫熱的豆漿添加檸檬汁，立即變身為茅屋起司。透過酸味與甘味的組合，滋潤功效加倍。

➕味噌

可促進水分循環，能有效消除疲勞，味道也十分相稱，做成豆漿味噌鍋或味噌湯都美味。

➕豬肉

兩者皆為滋潤食材，可有效改善缺水毒素。建議可做成湯品或燉菜。

【烹調技巧】

日本豆漿可分成單純大豆與水做成的純豆漿，添加砂糖、鹽等調味的調製豆漿，以及添加水果等香味的豆奶飲料。如欲用於料理，建議使用純豆漿，加熱時小心控火以免煮沸溢出。

值得關注的成分 ▶ ●卵磷脂：可抑制膽固醇過度增加、強化細胞膜，亦可預防動脈硬化或高血壓，增強肝臟功能。

豆腐

潤 氣 熱

滋潤身體，清瘀熱，改善熱毒或缺水造成的不適。亦可整腸健胃。

大豆與豆漿雖為平性，但添加鹽滷製成的豆腐為涼性，具有清體內瘀熱的作用，又具備滋潤功能，可改善乾燥造成的不適及便祕，有缺水毒素的症狀時極為推薦。此外，豆腐補氣，健胃整腸，是對抗虛弱毒素的好食材，體寒時建議加熱食用。

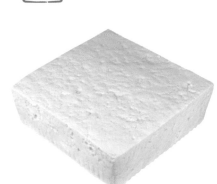

【不適症狀】

食慾不振、消化不良
潮熱、頭昏、眼睛充血
乾咳、口乾、皮膚乾燥
便祕

【搭配食材】

 ✚ 芝麻油

 ✚ 薑

 ✚ 牛肉

芝麻油潤腸，與豆腐為改善便祕的最佳拍檔，於冷豆腐上加點鹽、芝麻油最有效。

薑性溫，可使豆腐清熱效果更溫和，體寒時，不妨於冷豆腐加點薑調和。

牛肉補血，兩者一起可望效果加倍，不妨添加蔬菜一起做成燉菜。

五性 涼	五味 甘

歸經 脾・胃・大腸

產季 整年

類型 虛弱毒素、缺水毒

【烹調技巧】

製作炸豆腐或豆腐泥拌醬時必須瀝乾豆腐水分，製作冷豆腐時建議也比照辦理。用廚房紙巾將豆腐包覆兩層，放在砧板上靜置一段時間讓豆腐出水，豆腐味道會變得更濃郁，口感更滑順。

值得關注的成分 ▶ ●鈣：可保持骨骼及牙齒健康，舒緩焦躁情緒。板豆腐水分較少，鈣含量比嫩豆腐或充填豆腐更豐富。

補氣且暖和身體，
改善胃腸不適及血路不通。

納豆

氣 血 胃腸 解毒

大豆平性、豆腐涼性，發酵過的納豆則為溫性，可散寒、暖和身體，亦可補氣、調節脾功能、整腸健胃。有助消除疲勞、增強體力，又能促進氣的循環，提不起勁時十分推薦食用。此外，納豆亦可促進血液循環，可幫助改善黑斑、黑眼圈、肩頸僵硬等血路不通毒素的症狀。

【不適症狀】

消化不良、食慾不振
血路不通、手腳冰冷、肩頸僵硬、血栓
黑斑、黑眼圈
便祕
疲勞

【搭配食材】

 韭菜　　 味噌　　 青蔥

韭菜與納豆是促進血液循環的最佳拍檔。韭菜切碎後可直接拌入納豆，或稍微加熱再拌入食用。

味噌可有效促進血液循環，不妨做成納豆湯，並添加切碎的蘘荷。

青蔥是有益脾臟的食材，拌入青蔥作為辛香料，可望效果加倍，細香蔥也有相同效果。

【烹調技巧】

納豆亦可做些變化做成歐姆蛋等菜色，但加熱後納豆激酶作用會減少，且加熱後黏稠感也會銳減，但並非黏性成分消失而是溶入菜餚之中。

 五性　溫　　 五味　甘

 歸經　脾・肺　　 產季　整年

 類型　虛弱毒素、營養不良毒素、缺水毒素、血路不通毒素

值得關注的成分

●納豆激酶：含在黏性成分中的一種酵素，具有預防血栓、高血壓的作用。
●維生素K：納豆含有豐富的維生素K，可促進骨骼吸收鈣質，止血的必要成分。

鷹嘴豆

增強胃的消化功能且補氣，預防生活習慣病。可補陽，改善手腳冰冷。

潤
氣
胃腸

鷹嘴豆口感鬆軟，又名雞豆，可調整脾功能，改善胃不適，藉此補氣，有助於改善胃虛弱毒素或營養不良毒素造成的不適，對腹瀉、便祕、腹脹亦有益。此外，亦可調整水分代謝，可有效改善排尿異常，且可補陽改善手腳冰冷。

【不適症狀】

食慾不振、消化不良
腹瀉、便祕、腹脹
排尿異常
肥胖、糖尿病、生活習慣病
發冷

【搭配食材】

 蒜頭
 青花魚
 洋蔥

蒜頭暖胃，可幫助鷹嘴豆發揮功效，不妨亦添加胡蘿蔔一起做成醃漬小品。

青花魚補血活血，搭配鷹嘴豆，可有效促進血液循環，不妨利用青花魚罐頭做沙拉。

洋蔥可促進血液循環，增進胃功能，與鷹嘴豆一起食用，可期待效果加倍。

【烹調技巧】

烹煮乾燥的鷹嘴豆工程浩大，尋求方便時，不妨利用市售的水煮罐頭或蒸豆，如有時間自製，不妨一次大量烹煮、分裝冷凍。建議連湯汁一起裝入密封袋，更可保存鮮味。

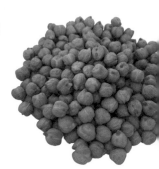

五性 平　五味 甘

歸經 脾・大腸　產季 整年

類型 虛弱毒素、營養不良毒素、缺水毒素

值得關注的成分

●膳食纖維：維持腸道健康的重要營養素，鷹嘴豆含量豐富。
●葉酸：造血所需的必要維生素，亦有助於胎兒正常發育。

綠豆

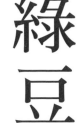

【熱】【水】【解毒】

清瘀熱且促進體內水循環，
改善潮熱、浮腫。
藉解毒作用，對粉刺也有效。

綠豆具有清瘀熱的作用，可改善中暑、潮熱、頭昏、眼睛充血等症狀，亦可鎮定燥熱引起的焦躁及易怒情況，又具有解毒效果，對粉刺、膿皰、食物中毒等亦有效。此外，綠豆利尿、解酒毒，亦可有效改善浮腫、宿醉，對舒緩不耐熱的浮腫毒素十分推薦。

【不適症狀】

浮腫、宿醉
中暑、潮熱、頭昏
焦躁、易怒
發燒、口內炎、眼睛充血
粉刺、膿皰、食物中毒

【搭配食材】

➕鳳梨

鳳梨清熱，可望效果加倍。體寒時不宜一起食用。

➕韓式泡菜

可使綠豆的清熱效果更溫和，在韓國大多一起做成韓式煎餅食用。

➕西瓜

改善中暑的最佳拍檔，不妨搭配綠豆湯，華麗變身成充滿亞洲風味的美味甜點。

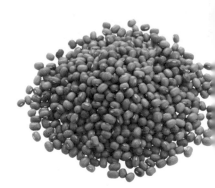

五性	涼	五味	甘

歸經　心・胃・膀胱

產季　整年

類型　浮腫毒素

【烹調技巧】

綠豆浸泡一晚後，加水及砂糖燉煮直到豆子軟爛，便是美味可口的綠豆湯，冰鎮後便是一道夏天的常備甜點，添加粉圓、白色湯圓、水果、有益改善中暑的椰子等更加美味。

值得關注的成分　●鐵：鐵是血液中構成紅血球的成分，有助於運輸及儲存氧氣，綠豆的鐵質為植物性（非血鐵質），與維生素C一同攝取可增強吸收效率。

去除體內累積的瘀水，
改善浮腫、發炎，
以及久久不癒的胃腸不適。

小扁豆

水

解毒

胃腸如果長期不適，可能是體內積水過多導致脾臟負擔所造成。小扁豆又稱兵豆，具有利水作用，可整脾，改善胃腸不適，因浮腫毒素造成胃腸不舒服時不妨食用。此外，小扁豆亦有改善發炎的功效，可有效改善膿皰。在豆類中烹煮時間短，使用方便亦為其特色之一。

【 不適症狀 】

浮腫、宿醉
排尿異常
食慾不振、腹瀉、腹脹
發炎、膿皰
肥胖

【 搭配食材 】

 ＋洋菇　 ＋牛肉　 ＋小黃瓜

洋菇健胃整腸，與小扁豆一起食用可望效果加倍。建議可做成湯品。

牛肉補氣血，健脾整胃，可幫助小扁豆的功效，兩者一起燉煮效果最佳。

改善燥熱浮腫的最佳拍檔，不妨與煮好的小扁豆一起做沙拉或醃漬小品。

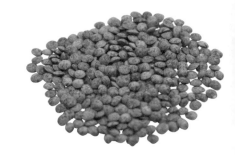

【 烹調技巧 】

小扁豆有許多種類，但烹煮都不需要事先泡水。褐色與綠色的小扁豆燉煮十五分鐘即熟，且不會過度軟爛，橘色豆則更快熟且容易軟爛，可增添湯汁濃稠感。

五性	平	五味	甘
歸經	脾	產季	整年
類型	浮腫毒素		

值得關注的成分　　●鐵：鐵是血液中構成紅血球的成分，有助於運輸及儲存氧氣，小扁豆的鐵質為植物性，與維生素C一同攝取可增強吸收效率。

水果

水果清瘀熱，可改善體內乾燥、發揮排毒效果。

有別於其他食材，水果大多生食，可直接攝取營養成分是水果最大的優勢。

欲使清熱效果更溫和時，不妨做成果醬、蜜餞、加熱烹調食用。

當季水果上市時，應避免搶鮮搶購，建議考慮是否符合個人體質或不適症狀，仔細挑選。

Fruits

草莓

整胃改善消化不良。
清熱潤喉，
對失眠或頭痛亦有效。

潤
熱
水
胃腸

草莓產季在春天，正值生活變化較多、易感壓力的時期，藉由草莓清除旺盛的肝火，可改善壓力造成的失眠、頭痛、眼睛充血等症狀，又可調節脾功能，改善消化不良等胃腸不適。此外，草莓甘味與酸味的性質可滋補養潤，體內水分循環，所以可潤喉，促進舒緩乾咳或喉嚨痛。

【不適症狀】

消化不良、食慾不振、腹脹、腹瀉
潮熱、頭昏、中暑
焦躁、失眠、頭痛、眼睛充血
喉嚨痛、乾咳
皮膚粗糙、黑斑

【搭配食材】

 + 優格

優格滋潤補水，與草莓一起食用效果加倍，對潮熱、乾燥最有效。

 + 蕪菁

改善消化不良的最佳拍檔。不妨兩者均切薄片，做成義式風味的沙拉。

 + 蜂蜜

蜂蜜同樣可滋潤身體，改善乾燥。淋上草莓食用，效果加倍。

【烹調技巧】

胡亂清洗會造成草莓失去風味及口感。正確的清洗方式是在大碗中裝滿水，將草莓輕輕倒入，用手畫圈攪拌洗去塵土後，即刻撈起瀝乾。去蒂清洗會造成水分滲入，流失草莓的香甜美味，切記留著蒂頭清洗，且泡水時間愈短愈好。

值得關注的成分
●維生素C：可維持皮膚或黏膜健康，亦有助於改善壓力、消除疲勞及老化護理。
●花青素：紅色色素成分，可有效消除眼精疲勞，恢復視力。

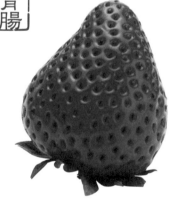

 五性 涼　五味 酸·甘

歸經 肝·胃·肺　產季 春

類型 虛弱毒素、浮腫毒素、壓力毒素

潤肺消炎，
改善咳嗽、喉嚨痛及腫脹。
有益消化排便的好食材。

無花果

潤

熱

胃腸

無花果滋潤身體的功效強大，亦有清熱性質，可改善喉嚨不適、咳嗽及便祕。有助於胃功能恢復正常，故可改善消化不良、胃腸炎，增進食慾。鎮定消炎的作用，對粉刺亦有效。潤便效果極佳，亦被譽為治療痔瘡的特效藥。

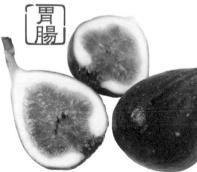

五性	平	五味	甘

歸經 脾‧肺‧胃‧大腸

產季 秋

類型 虛弱毒素、營養不良毒素

【不適症狀】

消化不良、胃腸炎
便祕、腹瀉
喉嚨痛、腫脹、乾咳、聲音沙啞
粉刺、痔瘡

【搭配食材】

➕ 杏仁

兩者皆為潤肺的最佳拍檔。不妨用杏仁粉做派餅，做成無花果塔。

➕ 牛奶

牛奶潤腸，一起食用可有效改善便祕，即使是頑固的便祕，也能迎刃而解。

➕ 牛肉

增進食慾的最佳拍檔，用葡萄酒將無花果乾與牛肉細熬慢燉十分美味。

【烹調技巧】

基於全食物的概念，建議無花果不削皮直接整顆食用。然而，皮膚敏感的人可能會有一些症狀，須謹慎注意。仔細清洗後，整顆食用吧。做成蜜餞時，連皮煮較不易煮糊。

值得關注的成分 ▶ ●果膠：一種水溶性膳食纖維，成熟水果中富含的成分。水溶性膳食纖維可軟化糞便，使排便更順暢。

梅子

生津解渴，
改善水分代謝不良。
對消除疲勞亦有效。

潤　氣　熱　水

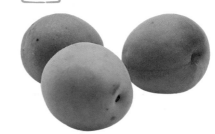

梅子可生津、滋潤身體，緩解炎熱時期的乾渴。透過滋補養潤，改善口乾、咳嗽、多汗、腹瀉，補肝行氣，增進食慾，對消除疲勞亦有效。此外還有殺菌作用，可預防食物中毒。在中醫裡，梅子以烏梅入藥，用於舒緩口乾、噁心及驅蛔蟲。

| 五性 | 平 | 五味 | 酸 |

| 歸經 | 肝·脾·肺·大腸 |

| 產季 | 梅雨季 |

| 類型 | 血路不通毒素、浮腫毒素、缺水毒素、虛弱毒素 |

【不適症狀】

口乾、咳嗽
多汗
疲勞、夏季倦怠症
食慾不振、腹痛、腹瀉
食物中毒

【搭配食材】

 ➕ 檸檬

 ➕ 冰糖

 ➕ 羊栖菜

改善多汗，可望效果加倍。不妨於梅酒中加點檸檬。

梅酒、糖漿不可或缺的冰糖，其補水性質，與梅子極為搭配。

羊栖菜清熱，與梅子一起食用，對抗夏季倦怠症最有效。羊栖菜燉菜不妨以梅干調味。

【烹調技巧】

尚未成熟的青梅中含有致毒成分，嚴禁生食。熟梅雖然可以生吃，但極酸，有時會造成胃負擔，食用需小心謹慎。建議做成梅子糖漿、梅干、梅酒等，製作梅干時的副產品——梅子醋，在烹飪上用途也相當廣泛。

值得關注的成分 ▶ ●檸檬酸：酸味成分，可抑制運動後體內生成的疲勞物質（乳酸），減緩疲勞，所以吃梅子可舒緩疲勞。

柿子

清瘀熱，滋潤身體，改善乾燥。對預防宿醉也有效。

潤

熱

水

柿子生津、滋潤身體，尤其可潤肺，改善喉嚨乾、口乾、咳嗽、痰、便祕。盛產的秋天尤其需注意乾燥，在中醫裡，乾燥為秋天病邪，會增加肺部負擔，易染上風寒或便祕，所以柿子可說是最適合秋天的食材。此外，柿子可解酒毒，對酒醉不適或預防宿醉也很幫助。

【不適症狀】

喉嚨乾、口乾、乾咳、多痰
肌膚或頭髮粗糙乾燥
潮熱、頭昏
便祕、裏急後重（譯註：有便意但無法排便）
宿醉

【搭配食材】

➕ 橄欖

解酒毒的最佳拍檔。喝葡萄酒時，不妨以甜柿佐鹽味橄欖當下酒菜。

➕ 山茼蒿

兩者皆潤肺，可望效果加倍。搭配新鮮的山茼蒿生菜，做沙拉最合適。

➕ 優格

優格與柿子潤腸，改善秋乾導致便祕的最佳組合。

【烹調技巧】

柿子解毒，不妨將其列入下酒菜的清單中。以生火腿捲柿子，或以奶油乳酪調合做白醬等，適合搭配葡萄酒、威士忌；柿子微烤再以醬油或鹽昆布調味，與日本酒最對味。

| 五性 | 寒 | 五味 | 甘 |

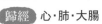

| 歸經 | 心·肺·大腸 | 產季 | 秋 |

類型　血路不通毒素、浮腫毒素、缺水毒素、虛弱毒素

值得關注的成分

●β-隱黃素：橘色的色素成分，具有高度的抗氧化作用，可預防及抑制生活習慣病、骨質疏鬆症。

金橘 氣血

促進氣循環，
改善壓力、失眠、胃脹。
對喉嚨痛、咳嗽也有效。

肝氣鬱結會引發情緒低落、焦躁、胃脹、月經不順等各種不適，金橘可理氣通氣，促使肝臟放鬆，改善壓力毒素引起的不適。氣通順，有助於促進血液循環，所以對血路不通毒素亦十分推薦。此外，金橘亦有潤肺功效，可改善喉嚨痛、咳嗽及化痰。

編註：金橘在台灣又有金柑、金棗的別稱，但不等於金桔。

【不適症狀】

情緒低落、嘆氣
失眠、壓力
消化不良、胃脹、腹脹
喉嚨痛、咳嗽、痰
月經不順

【搭配食材】

 蜂蜜

 粥

 馬鈴薯

改善喉嚨不適的最佳拍檔。將蜂蜜與金橘切片混拌，浸漬一下便完成。

有益於胃腸的組合，煮粥時不妨將金橘整顆放入，亦可添加雞柳條。

一起食用可改善胃腸不適，不妨做成清爽少油的馬鈴薯沙拉。

【烹調技巧】

金橘大多整顆一起加糖熬煮，但僅用劃一刀切痕的方式去籽相當費時耗工，所以建議對半切開或切成厚圓片，便可輕鬆去籽，製作更簡單。可加糖熬煮，做成金棗醬或糖漬蜜餞亦十分推薦。

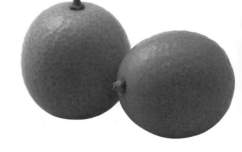

 五性 溫　**五味** 酸・甘・辛

歸經 肝・脾・肺　**產季** 冬

類型 血路不通毒素、壓力毒素

值得關注的成分
- 維生素C：金橘皮含有豐富維生素C，有助於預防風寒。
- 橘皮苷：同樣是豐富含在金橘皮上，可強化微血管，抗過敏。

葡萄柚

宜人的香氣可促進氣循環，改善胃腸不適，對焦躁、宿醉亦有效。

氣
胃腸
解毒

葡萄柚有行氣作用，可改善胃沉悶、胃脹、燥熱感等各種胃腸不適，又可調節氣循環同時解毒，迅速解酒毒，對醒酒、宿醉亦有效。此外亦有促進血液循環的功能，用以改善血路不通毒素的症狀時，十分推薦。果皮亦有改善焦躁的作用。

【不適症狀】

焦躁、易怒
胃沉悶、胃脹、胃燥熱感
酒醉不適、宿醉
血路不通

【搭配食材】

➕ 高麗菜

➕ 帆立貝

➕ 胡蘿蔔

兩者皆有健胃整腸的功能，可望效果加倍，做成涼拌捲心菜十分美味。

帆立貝亦可健脾整胃，可做成義式干貝片，淋上葡萄柚汁。

改善消化不良的最佳拍檔，將兩種果汁混合一起飲用相當美味。

【烹調技巧】

葡萄柚用途廣泛，整顆剝皮，並去除果肉上的薄皮。用削蘋果皮的方式削去黃色外皮及白色瓤肉，利用手指力量從中間對半剝開，將每瓣果肉剝去薄皮後，可加入甜點、優格、沙拉等變化多端。

五性 寒　　五味 酸·甘

歸經 肝·脾　　產季 春

類型 血路不通毒素、浮腫毒素、
壓力毒素

值得關注的成分　●柚苷：一種大量含在果皮中的苦味成分，據稱具有抗氧化、抑制血糖值上升的作用，但可能會干擾部分降血壓藥物的功效，須謹慎注意。

石榴

可提振身體機能，
改善腹瀉、出血。
滋潤並改善乾燥引起的問題。

潤　氣　水

石榴的果皮、果實、根皆可作為中藥材使用。果實的酸味具有提振身體虛弱所引起的「滲漏」作用，有助於改善慢性腹瀉、異常出血等症狀，又可提高肺功能，鎮定咳嗽、喉嚨發炎。石榴的養腎作用，有助於改善老化症狀、更年期障害。此外，過度飲酒、宿醉時，石榴亦有解酒毒的功效。

【不適症狀】

慢性腹瀉、容易拉肚子
咳嗽、喉嚨發炎、聲音沙啞
血便、異常出血
酒醉不適、宿醉
更年期不適、老化

【搭配食材】

 ➕ 蘋果

 ➕ 優格

 ➕ 番茄

滋潤身體的最佳拍檔。蘋果快速加熱後放涼，搭配石榴一起享用。

兩者皆滋潤，可望效果加倍，不妨將石榴汁加入優格中食用。

滋補養潤的最佳組合，不妨用石榴汁調味做成醃漬小品。

【烹調技巧】

欲取出石榴果實，須注意別用刀亂切，可能會導致果汁隨意亂噴。訣竅是先切除突出的頂端，於外皮劃四刀，用手指力量隨切痕剝開，將石榴瓣放入裝清水的碗中，剝下果實。

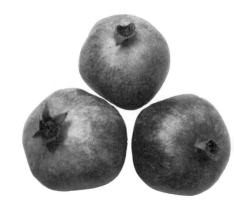

五性	溫	五味	酸・甘
歸經	肺・腎	產季	秋

類型　缺水毒素、虛弱毒素

值得關注的成分　●多酚：石榴含有紅色色素的花青素等多種多酚，一般認為具有高度抗氧化、抗發炎作用，可望預防生活習慣病。

西瓜 潤 熱 水

清熱利水，
改善夏季倦怠症、中暑。
對心悸、胸痛等症狀亦有效。

西瓜夏天盛產，有強烈的清熱利水作用，可改善潮熱、頭昏、浮腫、排尿異常、夏季倦怠症及中暑。另一方面，西瓜亦有滋潤功效，可有效改善喝水也無法消除的喉乾，又可清心火、安神、使意識清醒，亦有助於改善心悸或情緒不穩。此外亦可解酒毒，用來醒酒的好食材。

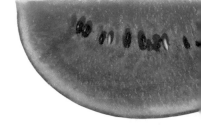

【不適症狀】

中暑、夏季倦怠症
潮熱、頭昏、喉嚨乾
心悸、胸痛、情緒不穩、壓力
浮腫、排尿異常、沉重倦怠、虛胖
宿醉

【搭配食材】

 ＋ 素麵

 ＋ 椰子

＋ 粉圓

素麵性溫，可使西瓜的清熱效果更溫和。不妨在冷湯素麵搭配西瓜一起食用。

與西瓜一起食用，改善夏季倦怠症最有效，不妨在西瓜切片上撒一些椰絲。

沒有食慾時的最佳拍檔，不妨一起拼盤並淋上糖漿。

| 五性 | 寒 | 五味 | 甘 |

歸經　心・胃・膀胱

產季　夏

類型　浮腫毒素、缺水毒素

【烹調技巧】

選購分切西瓜時，仔細看西瓜籽，籽黑飽滿表示西瓜已成熟，具備足夠的香甜；籽若偏白，表示熟度不夠且甜度也不足。此外，宜慎選果肉綿密多汁的西瓜。

值得關注的成分 ▶ ●瓜胺酸：一種胺基酸，可使血管柔韌，有助於促進血液循環。藉該作用，可望維持心臟血管健康。

梨子

潤肺清熱，舒緩全身乾燥。對宿醉亦有效。

潤 熱 水

梨子秋天盛產，潤肺緩和乾燥、清瘀熱。秋季肺容易乾燥，須注意風寒，覺得身體微熱、喉嚨乾渴時，不妨儘快食用。此外，梨子對缺水毒素症狀亦有效，可改善肌膚或頭髮粗糙乾燥、盜汗、乾咳等症狀。梨子亦解酒毒，對醒酒或宿醉也十分推薦。

【不適症狀】

潮熱、頭昏
發燒
口乾、多痰、咳嗽、聲音沙啞、乾咳
皮膚粗糙、肌膚或頭髮粗糙乾燥、盜汗
宿醉

【搭配食材】

 ➕ 西洋菜

 ➕ 起司

 ➕ 薄荷

兩者皆潤肺，可望效果加倍。在沙拉中搭配甘甜的梨子，增添風味。

起司可補充體內水分，與梨子一起食用，是改善缺水毒素症狀的最佳拍檔。

喉嚨腫脹或喉嚨痛時的最佳組合，可滋潤，舒緩疼痛。

【烹調技巧】

梨子常溫保存易腐壞，建議冷藏，用紙包覆放入塑膠袋中可避免袋中生水氣，延長保存時間，抑或可削皮切片冷凍儲存，解凍後的梨子口感像蜜餞。

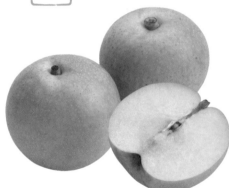

五性 涼	五味 酸·甘
歸經 心·胃·肺	產季 秋

類型 浮腫毒素、缺水毒素

 值得關注的成分　●山梨醣醇：帶有清涼感的甘味成分，據說有止咳、解熱功效。

鳳梨

清熱滋潤，
改善焦躁、頭痛等症狀。
亦有助於消化不良、宿醉。

氣　熱　水　胃腸

鳳梨可清體熱、消暑，改善燥熱引起的不適，除可改善潮熱、頭昏、焦躁，對暈眩、頭痛、便祕也有效，用來預防夏季熱衰竭亦十分推薦。並可調節脾功能，健胃整腸，改善消化不良、腹瀉、吃太多引起的不適。此外，鳳梨亦可解酒毒，醒酒、宿醉時不妨食用。

【不適症狀】

潮熱、頭昏
夏季倦怠症、中暑
疲勞、焦躁、喉嚨乾、頭痛、暈眩
消化不良、腹瀉、便祕
浮腫、宿醉

【搭配食材】

 ➕ 蜂蜜

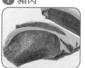 ➕ 豬肉

 ➕ 黑醋

滋潤口乾、幫助通便的最佳拍檔。不妨用蜂蜜醃漬鳳梨片。

糖醋豬與鳳梨的完美組合，可增進食慾，十分推薦用於消除虛弱毒素引起的疲勞。

兩者是清血路不通毒素的最佳拍檔，用黑醋做糖醋豬加鳳梨，添增風味。

【烹調技巧】

挑選鳳梨時，最好選形狀飽滿圓厚的圓筒外形，輕壓果柄應富有彈性。綠色的果皮看似尚未成熟，但其中的果肉往往已熟透，散發濃郁馨香也是挑選的重點。

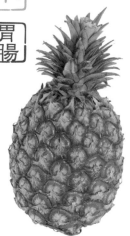

五性	平	五味	酸·甘

歸經	脾·腎·胃	產季	夏

類型　缺水毒素、虛弱毒素、浮腫毒素

值得關注的成分　●維生素C：維持皮膚或黏膜健康，亦有助改善壓力、消除疲勞及老化護理。
　　　　　　　　●鳳梨酶：一種蛋白質分解酵素，餐後食用可幫助消化。

香蕉

潤・熱・解毒

清熱作用強，潤肺補腸，
改善乾燥引起的便祕、喉嚨不適。

香蕉為熱帶水果，清熱作用強，可改善潮熱、頭昏、發燒，但體寒時不宜多食。香蕉又可潤肺潤腸，亦有助於改善喉嚨不適、便祕，尤其對乾燥引起的便祕、宿便極為推薦。

此外，香蕉具有解毒作用，對喉嚨腫脹、面皰、宿醉症狀也有效。

【不適症狀】

潮熱、頭昏
發燒
口乾、多痰、咳嗽、聲音沙啞
身體缺水導致便祕
喉嚨腫脹、面皰、宿醉

【搭配食材】

 ➕ 牛奶

 ➕ 肉桂

 ➕ 咖啡

牛奶潤腸，有助改善便祕的最佳拍檔，加點蜂蜜，效果加倍。

肉桂性熱暖身，可使香蕉的清熱效果更溫和，兩者搭配也十分對味。

兩者皆解酒毒，是醉後隔日早晨的最佳飲品。

【烹調技巧】

如欲催熟尚未成熟的香蕉，可以和蘋果一起放入塑膠袋中，於常溫下靜置數天，蘋果釋放的天然乙烯可促進香蕉快速熟成，建議每天檢視熟成狀況。

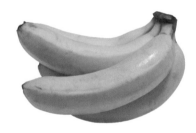

| 五性 | 寒 | 五味 | 甘 |

歸經　脾・肺・胃・大腸

產季　夏

類型　虛弱毒素、缺水毒素

值得關注的成分 ▶ ●鉀：一種平衡體內鹽分與水分的礦物質，可預防熱衰竭、痙攣、浮腫。鉀會隨汗水排出，不妨食用香蕉來補充。

枇杷

氣・熱・水・胃腸

清肺熱，改善焦躁、頭昏、口乾。對胃脹、疲勞亦有效。

中醫裡，枇杷葉為一種止咳的中藥材，果肉清肺熱、可滋潤乾燥，藉此鎮定咳嗽、化痰、聲音沙啞，改善口乾，且對上亢上半身的瘀氣引起的焦躁、頭昏、打嗝、胃脹氣打嗝等很有效。亦可恢復胃腸功能、消除疲勞。

【不適症狀】

焦躁、頭昏
打嗝、胃脹氣打嗝
疲勞、口乾
胃脹、腹瀉、便祕
咳嗽、痰、聲音沙啞

【搭配食材】

＋洋菜

化痰的最佳拍檔。準備枇杷蜜餞，拌入已調成甜味的洋菜使其凝固，便是一道爽口甜品。

＋檸檬

檸檬的酸味有幫助枇杷改善腹瀉的作用，亦可減緩甜味。

＋黑胡椒

兩者皆具有降氣功效，在香甜的枇杷撒上少量黑胡椒，增添風味。

【烹調技巧】

枇杷不宜催熟，須等到果實最美味的時間點才收成，因此無法長時間保存，且不耐低溫，不適合冷藏。吃不完的枇杷不妨趁新鮮製作成蜜餞，對半縱切取出種子，以糖漿慢慢熬煮即完成。

 五性　涼　　 五味　酸・甘

 歸經　肝・脾・肺　　 產季　梅雨季

 類型　浮腫毒素、壓力毒素、缺水毒素

值得關注的成分　●多酚：枇杷含有綠原酸等多種多酚，據悉具有高度的抗氧化作用，尤其果皮、種子附近帶有澀味的部分含量最豐富。

葡萄

補氣血,消除疲勞,
改善浮腫、貧血。
潤肺解渴。

氣 水 血

葡萄補氣血並可同時補充能量及營養,有助於消除疲勞、增強體力,藉此可有效改善虛弱毒素、營養不良毒素的症狀,緩解暈眩、貧血、眼睛疲勞、肌肉痛。此外,葡萄養肺補腎,促進水分代謝,亦可改善浮腫、排尿異常,同時可滋潤喝水也無法消除的乾渴。

【不適症狀】

疲勞、體力下降、肌肉痛
食慾不振、貧血、暈眩
浮腫、排尿異常
口乾、喉嚨乾
眼睛疲勞

【搭配食材】

  粉圓

 牛奶

 豬肉

疲累沒有食慾時的最佳拍檔,搭配椰奶香甜可口。

希望消除虛弱毒素造成的疲勞時十分推薦,不妨用果汁機打成葡萄牛奶。

補氣的最佳拍檔。不妨將葡萄加葡萄酒、奶油熬煮,做成煎豬排的沾醬。

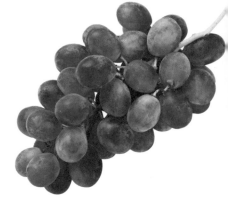

【烹調技巧】

葡萄可冷凍保存,小顆葡萄可整串用保鮮膜包裹放入塑膠袋,大顆葡萄則可一顆一顆分開放入密封袋冷凍。冷凍或半解凍皆可食用,淋水便可輕鬆剝去葡萄皮。

五性	平	五味	酸·甘

歸經	脾·肺·腎	產季	秋

類型 虛弱毒素、浮腫毒素、營養不良毒素

值得關注的成分 ●多酚:顏色濃郁的葡萄含有白藜蘆醇等多種多酚,具有高度的抗氧化、抗發炎等作用,可望預防生活習慣病。

藍莓 [血]

改善眼睛乾澀、
疲勞或充血等眼睛不適。
對血路不通毒素的症狀亦有效。

藍莓可改善各種眼睛不適，因電腦、智慧型手機而用眼過度時，不妨多多食用，還可促進血液循環，改善血路不通等問題，並有助於改善肩頸僵硬、腰痛、皮膚暗沉、黑斑。此外，藍莓補腎，對改善下半身、視覺及聽覺等的老化症狀、滋養強身亦有效。

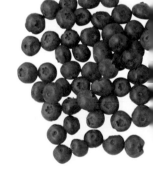

【不適症狀】

眼睛乾澀、眼睛疲勞、眼睛充血、視力下降
血路不通、肩頸僵硬、腰痛
皮膚暗沉、黑斑
老化、腰膝痠軟
便祕

【搭配食材】

 ✚ 優格

 ✚ 蜂蜜

 ✚ 胡蘿蔔

優格潤腸，與藍莓一起食用，是改善便祕的最佳拍檔，對缺水毒素非常有效。

蜂蜜亦可改善便祕，與藍莓優格搭配時，不妨加點蜂蜜，增加香甜風味。

有益眼睛的最佳組合。將藍莓加入胡蘿蔔沙拉裡，增添酸甜好滋味。

| 五性 | 平 | 五味 | 酸·甘 |

| 歸經 | 脾·肺·腎 | 產季 | 夏 |

| 類型 | 血路不通毒素、壓力毒素、缺水毒素 |

【烹調技巧】

因採藍莓而一次獲得大量藍莓時，吃不完的部分建議冷凍保存。撿出損傷的果實後，擦乾水分，用密封袋分裝冷凍，可用冷凍藍莓直接打成冰沙，或是自然解凍都好吃。

值得關注的成分　●多酚：藍莓含有紅色素的花青素等多種多酚，一般認為具有高度抗氧化作用、抗發炎作用，可望預防生活習慣病。

李子 水 血

促進氣血循環，
改善血液流通及水分代謝。
對老化養護及便祕亦有效。

李子補血，可促進氣血循環，有效預防及改善貧血，恢復皮膚光澤、氣色佳，效果明顯。此外，李子補腎，亦有益於改善皮膚、頭髮、下半身、眼睛及耳朵等的老化症狀，滋養強身。李子乾富含水溶性及非水溶性膳食纖維，亦有助於改善便祕。

【不適症狀】

滋養強身
貧血、暈眩
老化、皮膚粗糙
視線模糊
便祕

【搭配食材】

 ＋ 雞肝　 ＋ 酪梨　 ＋ 雞肉

有益眼睛的最佳拍檔，一起用醬油燉煮，襯托李子的酸甜滋味。

兩者皆可有效改善便祕，可望效果加倍，不妨在早餐一起夾麵包吃。

雞肉補血，一起食用可有效改善貧血，用葡萄酒、醬油一起燉煮，美味十足。

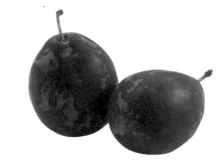

【烹調技巧】

將李子乾做成李子泥，用途更廣泛。將去籽李子200克及水90毫升放入食物調理機均勻打碎成泥狀即可，用於燉肉或義大利麵醬可增添濃郁風味，或可當果醬塗麵包。

 五性　平　 五味　酸·甘

歸經　肝·脾·腎　產季　秋

類型　**虛弱毒素、血路不通毒素、營養不良毒素**

值得關注的成分　●山梨糖醇：一種常見於水果中的糖成分，可使糞便軟化，促進排便順暢，亦是腸道內細菌的營養源，有助於維持腸道健康。

122

果肉、果皮、白絡各有功效，可改善風寒、胃腸不適，亦可有效舒緩壓力。

橘子

潤 氣 胃腸

橘子果肉潤肺生津，可改善喉嚨乾或口乾、預防風寒。果皮在中藥裡稱為陳皮，可行氣、改善胃不適及壓力。果肉表面呈現薄絲的白絡可強健血管，促進血液循環、化痰。有血路不通毒素、壓力毒素等症狀或貌似染上風寒時，不妨食用看看。

【不適症狀】

乾咳、喉嚨乾
風寒
食慾不振、消化不良、腹脹
喉嚨緊、焦躁
動脈硬化

【搭配食材】

✚ 優格 　　✚ 蕎麥 　　✚ 胡蘿蔔

優格潤腸，與橘子一起食用，可有效改善缺水毒素的症狀。

蕎麥與陳皮是改善壓力的最佳拍檔，不妨在溫熱的蕎麥麵上撒一點陳皮（橘子皮）。

兩者皆健胃，於胡蘿蔔沙拉加一點橘子，酸甜美味。

【烹調技巧】

若有機會取得無灑農藥的橘子，不妨嘗試自製陳皮。將剝下的橘皮平鋪在籃子上日曬，曬乾水分即大功告成。可以切絲或用食物調理機打成粉末保存，煮湯或煮麵時，加一點可增添香氣與風味。

五性	涼	五味	酸·甘
歸經	胃·肺	產季	冬

類型 血路不通毒素、壓力毒素

值得關注的成分 ▶ ●橘皮苷：柑橘類果皮中含量豐富的成分，亦稱為維生素P，據說有強化微血管、抗過敏等功效。

水蜜桃

可幫助排出腸道內廢物，
促進血液循環，滋潤身體。
溫性水果，體寒者亦可食用。

潤
血
胃腸

中醫裡，水蜜桃的種子及葉子都可入藥，果肉可滋補體內水分、改善肌膚或頭髮粗糙乾燥，尤其潤腸作用，可幫助體內廢物排出，亦可改善便祕，又有促進血液循環的作用，有效改善生理不適。此外，水蜜桃補氣血，亦可消除疲勞，出現夏季倦怠症時亦不妨食用。

【不適症狀】

口乾、咳嗽
肌膚或頭髮粗糙乾燥
便祕
血路不通、月經不順、經痛
疲勞、夏季倦怠症

【搭配食材】

 西洋菜
 優格
 檸檬

兩者皆潤肺，可望效果加倍。在沙拉中搭配甘甜的水蜜桃，增添風味。

優格與水蜜桃同樣有潤腸作用，改善缺水毒素症狀的最佳拍檔。

檸檬同樣具滋潤作用，添加至水蜜桃蜜餞中，香氣與酸味一次滿足。

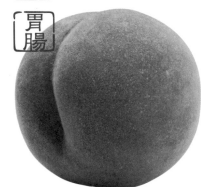

| 五性 | 溫 | 五味 | 酸・甘 |

| 歸經 | 肝・大腸 | 產季 | 夏 |

| 類型 | 血路不通毒素、壓力毒素、缺水毒素、虛弱毒素 |

【烹調技巧】

用削蘋果的方式去皮，會傷害果肉使其變色即所謂的「褐變」，平白浪費了好食材。正確作法是從水蜜桃下凹的溝壑（稱為縫合線）對半切開並去籽切片，再把每塊切片果皮朝下擺放，以刀鋒切入果皮與果肉之間順勢劃開，即可輕鬆削皮且無損果肉。

值得關注的成分　　●多酚：水蜜桃容易變褐變是因為綠原酸、兒茶素等多酚含量豐富，這些成分抗氧化作用強，有助於維持健康，但一接觸到空氣就會氧化褐變。

果肉緩解胃腸不適。
果皮可有效舒緩壓力、
改善多痰的症狀。

柚子

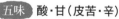
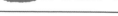

氣　胃腸　解毒

柚子果肉可健胃、改善不適、解酒毒。柚子皮可行氣、緩解壓力，改善多痰及消化不良的問題。柚子籽泡酒，可萃取精華用於外敷。如欲改善胃腸不適，體寒時建議只用溫性的果皮；相反地，如有潮熱，食用果肉及果汁，效果顯著。

【不適症狀】

果肉：想吐、酒醉、胃脹、食慾不振
皮：嘆氣、壓力過大、痰、咳嗽
籽：皮膚粗糙、面皰

【搭配食材】

 蕎麥　　 鱈魚　　 豆腐

　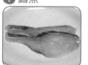　

蕎麥、柚子皮是緩解壓力的最佳拍檔。不妨在溫熱的蕎麥麵上添加柚子皮。

兩者皆解酒毒，於鱈魚燉菜中加入柚子皮，便是一道美味的下酒菜。

健胃的最佳拍檔。加入豆腐的火鍋，不妨搭配摻混柚子汁的柑橘醋。

【烹調技巧】

不妨自製一壺柚子茶。將果肉切碎，果皮切絲，與冰糖交錯放入容器中浸漬，待冰糖完全溶解後即完成，兌熱開水就是一杯暖和的柚子茶。浸漬時加少量柚子籽，籽中的果膠可替糖漬醬增添一些黏稠感。

五性　涼（皮溫）

五味　酸·甘（皮苦·辛）

歸經　肝·脾　　產季　冬

類型　壓力毒素、虛弱毒素

值得關注的成分　●檸檬烯：柑橘類水果中富含的香味成分，具放鬆效果，可鎮定焦慮，幫助睡眠。

荔枝

補血且滋補水分，
改善肌膚、頭髮粗糙乾燥。
促進氣循環，對壓力亦有效。

潤
氣
水
血
胃
腸

荔枝具有補血、補充營養、補水滋潤的作用，藉此可改善營養不良毒素的肌膚或頭髮粗糙乾燥，且活氣養肝，對壓力及焦躁也有效，幫助改善壓力引起的胃痛、噁心想吐、胃脹氣打嗝。此外，荔枝可促進脾正常運作，提高消化吸收功能，並改善慢性腹瀉、食慾不振。

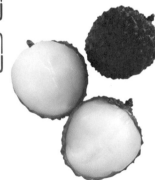

【不適症狀】

肌膚或頭髮粗糙乾燥、口乾或喉嚨乾
浮腫
貧血、月經不順
慢性腹瀉、食慾不振、消化不良、胃痛
焦躁、壓力過大

【搭配食材】

 紅茶

紅茶亦有安神作用，於熱紅茶中加入荔枝果肉，享受荔枝香氣。

萵苣

荔枝補血，萵苣幫助血液循環，一起做沙拉食用最有效。

 柑橘類

改善壓力毒素的最佳拍檔，不妨與葡萄柚一起做成無酒精綜合水果飲。

五性	溫	五味	酸・甘
歸經	肝・脾	產季	冬

類型　壓力毒素、缺水毒素、虛弱毒素

【烹調技巧】

日本市面只有少數國產荔枝，以冷凍品居多。食用冷凍荔枝時，可以半解凍享受冰沙口感，亦可放冷藏解凍，徒手剝皮，去蒂及果核。

值得關注的成分

● 葉酸：造血所需的必要維生素，有助於胎兒正常發育。
● 維生素C：保持血管、皮膚、軟骨健康，有助於預防感冒、消除疲勞。

蘋果

滋潤全身，清瘀熱，
健胃整腸。
亦可改善焦慮或情緒不穩。

潤
水
胃腸

蘋果補水潤肺，可舒緩口乾或喉嚨乾，緩解秋天延續下來的乾燥。蘋果滋潤的同時還可清熱，所以對宿醉也有效。

並可調節脾臟功能，健胃整腸，改善消化不良、腹瀉、便祕。亦可清除累積的濕氣，對浮腫、痰亦有效。此外，蘋果亦有舒心作用，減緩焦慮、情緒不穩等症狀。

【不適症狀】

消化不良、腹瀉、便祕
潮熱、頭昏
口乾或喉嚨乾、宿醉
浮腫、痰
焦慮、情緒不穩、壓力

【搭配食材】

 肉桂

 紅茶

馬鈴薯

肉桂性熱，可使蘋果的清熱效果更溫和，不妨搭配烤蘋果食用。

紅茶亦有安神作用，於熱紅茶加入蘋果切片，享受蘋果香味。

健胃整腸的最佳拍檔。不妨於馬鈴薯沙拉增添蘋果的酸甜滋味。

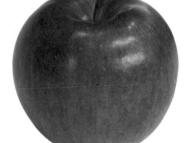

| 五性 | 涼 | 五味 | 酸‧甘 |

| 歸經 | 心‧脾‧胃 | 產季 | 冬 |

類型　壓力毒素、營養不良毒素、缺水毒素

【烹調技巧】

如果擔心太涼，可加熱食用。烤整顆蘋果太花時間，建議切片。於平底鍋上添加奶油，加熱使其融化後再放入蘋果切片，以小火慢慢烘烤，最後添加黑糖，待其融化攪拌均勻即完成。

值得關注的成分　●蘋果多酚：蘋果容易褐變是因為原花色素等多酚含量豐富，雖然抗氧化作用強，有助於健康維持，但一觸及空氣便會氧化褐變。

檸檬

清熱補水，改善熱毒引起的焦躁、潮熱，以及眼睛、皮膚及頭髮的乾燥。

潤 熱 水

檸檬清體熱，可改善潮熱、頭昏、焦躁，對夏季中暑亦有效。又可補水滋潤全身，緩解乾渴，對肌膚或頭髮粗糙乾燥、眼睛乾澀十分有益。此外，檸檬健胃，可改善食慾不振，因此亦可有效消除疲勞。檸檬皮有行氣作用，用於改善壓力毒素症狀亦十分推薦。

【不適症狀】

中暑、潮熱、頭昏
焦躁
口乾或喉嚨乾、咳嗽
肌膚或頭髮粗糙乾燥、眼睛乾澀
疲勞、食慾不振

【搭配食材】

➕ 帆立貝

帆立貝滋潤，與檸檬搭配合作的最佳拍檔，不妨在乾煎或生帆立貝上加點檸檬汁。

➕ 番茄

沒有食慾或中暑時的最佳組合，不妨做成沙拉或西班牙冷湯。

➕ 蜂蜜

潤肺、改善喉嚨乾的最佳拍檔，建議用蜂蜜醃漬檸檬切片。

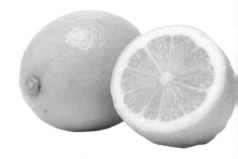

【烹調技巧】

隨著國產檸檬產量增加，使得製作連皮使用的金橘醬、鹽漬檸檬、糖漬檸檬皮、利用檸檬圓片的燉煮或燒烤料理等變得更方便。檸檬皮亦可曬乾，加入紅茶或做成檸檬鹽，用途廣泛。

五性	平	五味	酸
歸經	肺·胃	產季	冬

類型 浮腫毒素、壓力毒素、缺水毒素

值得關注的成分
● 橘皮苷：一種從檸檬發現的多酚成分，亦稱維生素P，柑橘類水果大多含有該成分。具有強化微血管的作用。

堅果

堅果養五臟，可滋潤身體、幫助排毒。

身形雖小，但脂質、維生素、礦物質含量豐富，
少量食用便可獲得滋養，

滋潤皮膚頭髮，改善不適。

唯堅果油脂含量豐富，不宜多食。

無須烹煮即可食用亦是堅果的優點之一，
不妨根據不適症狀備存合適的堅果，適量食用。

Nuts

潤肺，改善咳嗽。
可有效緩解胸悶及焦慮。

杏仁 潤 血

杏仁可促進血液循環，有助於改善老化症狀。潤肺滋養大腸，緩解乾咳、黏稠不易排出的濃痰、便祕，又可舒心排解焦慮，減緩胸悶，備感壓力時不妨多加食用。

五性	平
五味	甘・苦
歸經	肝・心・肺・大腸
產季	整年
類型	血路不通毒素、壓力毒素、缺水毒素

【不適症狀】

| 乾咳、多痰 | 壓力過大 |
| 胸悶、焦慮 | 老化、便祕 |

提高腎與肺功能，
改善各種老化症狀。

核桃 潤 氣 血

核桃補腎，可改善雙腿無力、腰痛、健忘、耳鳴、白髮等老化症狀，且養肺，可鎮定慢性咳嗽、化痰，滋潤與肺部關係密切的皮膚與腸道，所以有助於改善皮膚粗糙及便祕。

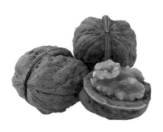

五性	溫
五味	甘
歸經	肺・腎・大腸
產季	整年
類型	虛弱毒素、營養不良毒素

【不適症狀】

慢性咳嗽	便祕
多痰	皮膚粗糙
老化	

皮高肝與腎功能，改善老化症狀、更年期不適。

黑芝麻 潤氣血

黑芝麻養肝補腎，有助於改善老化症狀，亦有益於雙腿無力、白髮、耳鳴、皮膚乾燥等症狀，更年期不適的人亦十分推薦食用。又可補血、滋養強身，對營養不良毒素的不適亦有效。

五性	平
五味	甘
歸經	肝·腎
產季	整年
類型	營養不良毒素

【不適症狀】

老化　　　　暈眩
更年期不適　失眠
便祕

大範圍滋潤身體，改善乾燥。同時補血，滋養強身。

白芝麻 潤氣血

白芝麻可調節脾功能，補氣血、有助於消除疲勞。又有潤肺作用，對皮膚乾燥、便祕亦有效。在身體乾燥的秋季食用，有助於預防乾燥造成的風寒或便祕、更年期缺水毒素等不適。

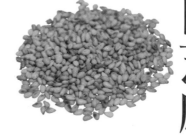

五性	平
五味	甘
歸經	脾·肺·大腸
產季	整年
類型	營養不良毒素

【不適症狀】

老化　　　　暈眩
更年期不適　失眠
便祕

松子 潤・血

潤肺，改善皮膚乾燥。
對乾燥導致的便祕亦有效。

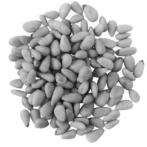

五性	溫
五味	甘
歸經	肝・肺・大腸
產季	整年
類型	虛弱毒素、營養不良毒素、缺水毒素

中醫裡稱為海松子，作為滋養強身的中藥材，可大範圍滋潤身體，改善皮膚、頭髮、指甲的乾燥，對滋潤不足造成的便祕、關節痛亦有效。又可補血，改善營養不良毒素的不適。

【不適症狀】

皮膚及指甲乾燥	乾咳
掉髮	便祕、關節痛
頭髮粗糙乾燥	老化

花生 潤・血・胃腸

提高胃功能，
滋潤身體，改善乾燥情況。

五性	平
五味	甘
歸經	脾・肺
產季	整年
類型	營養不良毒素

花生可調節脾功能，提高胃功能，改善食慾不振、消化不良。又可潤肺，改善乾燥情況，有皮膚乾燥、身體缺水導致便祕、慢性乾咳時不妨食用。紅色薄皮可補血，促進血液循環。

【不適症狀】

皮膚乾燥	食慾不振
慢性乾咳	消化不良
便祕	

穀物

穀物可補氣，補足身體排毒時所需的能量。

穀物都具有調節脾的功能，可將吃進的食物轉化成氣血輸送全身，同時促進廢物排出。

穀物各有不同性質及功效，應仔細確認是否符合個人體質和不適症狀。

嚴禁長期偏食單一種穀物，建議食用五穀飯、米麥混合的麥飯等。

Cereals

小米

改善胃熱引發的不適，
幫助水循環恢復正常
緩解浮腫、口乾、排尿異常。

氣　熱　水　胃腸

小米可溫和清熱，調節水分代謝，有助於改善潮熱、頭昏、口乾、浮腫、排尿異常。又可調節脾功能，提高胃功能，清腹部瘀熱，改善消化不良或胃食道逆流等不適。梅雨時期常因瘀熱積水造成身體不適，感覺到類似症狀時，不妨食用。

【不適症狀】

潮熱、頭昏
消化不良、想吐、胃食道逆流
口乾
浮腫、排尿異常

【搭配食材】

 ＋米

 ＋番薯

 ＋牛肉

於米中加小米一起煮，可增加補氣功效，改善虛弱體質的消化不良。

番薯補氣，可提高小米的功效，不妨一起煮粥。

牛肉亦補氣，可提高小米的功效，可將煮熟的小米與牛肉一起拌炒。

【烹調技巧】

與米同樣分糯性小米、粳性小米等品種，糯小米煮起來黏稠，帶有些許的甘甜。除了可從小米麻糬、小米仙貝等日式點心享用以外，建議可將小米與米一起煮，或直接加入湯品中烹煮。

五性	涼	五味	甘·鹹
歸經	脾·腎·胃	產季	整年
類型	虛弱毒素		

值得關注的成分
●礦物質：小米含鐵量豐富，形成骨格及牙齒的必要礦物質鎂含量亦高。
●維生素B1：碳水化合物代謝的必要維生素，亦可維持皮膚或黏膜的健康。

排出身體廢物，
調節胃功能，
改善疲勞及無精打采。

燕麥 氣 胃腸

燕麥可調節提高脾功能，幫助虛弱的胃恢復正常，改善消化不良及胃脹。又可促進上亢上半身的瘀氣循環，對胃脹氣打嗝、噁心想吐亦有效。這些功能皆有助於排出身體廢物，幫助改善便祕、腹脹。健胃整腸，進而改善疲勞、無精打采及虛弱毒素造成的不適。

【不適症狀】

消化不良、胃脹
便祕、腹脹
疲勞、無精打采
胃脹氣打嗝、想吐

【搭配食材】

 ➕牛奶

 ➕椰子

 ➕蜂蜜

牛奶潤腸，與燕麥一起食用可改善便祕，十分適合當早餐。

增進健脾作用，搭配椰絲食用美味可口。

蜂蜜潤腸又通便，加牛奶一起食用，可說是改善便祕的三重奏。

 五性 涼　　五味 甘

 歸經 脾・胃・大腸

產季 整年

類型 虛弱毒素、壓力毒素

【烹調技巧】

燕麥有四種，將去殼燕麥粒切段後的鋼切燕麥粒、滾壓加工後的傳統燕麥片、將傳統燕麥片壓得更薄的快熟燕麥片、及將傳統燕麥片加工成可立即食用的即食燕麥片，差別在於食用時有無烹煮的需要。

值得關注的成分　　●膳食纖維：燕麥含量大約為精緻米的二十倍，相當豐富。可抑制血糖值急速上升。水溶性膳食纖維容易在腸胃道內發酵，有效維持腸道健康。

大麥

熱
水
胃腸

清熱，促進體內水循環，改善浮腫、沉重倦怠。

對消化不良、便祕、腹瀉亦有效。

大麥性涼清熱，可改善潮熱、頭昏。麥茶也有清熱作用，是非常適合夏天的飲品。

大麥又可調整水分代謝，將體內停滯的水分排出，有助於改善浮腫、排尿異常、慢性腹瀉，此外可健胃養脾，對消化不良、慢性胃炎等胃腸不適非常有益。如果擔心太冷，注意不宜多食。

【不適症狀】

浮腫、沉重倦怠、排尿異常

便祕、腹脹

消化不良、胃脹、慢性胃炎、慢性腹瀉

潮熱、頭昏

【搭配食材】

 ➕ 柚子皮

 ➕ 蛋黃

 ➕ 薑

柚子皮行氣，可幫助大麥的功效，不妨加一點在大麥粥裡。

蛋黃健脾，可望效果加倍。加一顆蛋黃在大麥飯上，濃郁的月見飯即刻上桌。

薑性溫，可使大麥的清熱效果更溫和，不妨切絲做成蒸飯。

【烹調技巧】

大麥常見的型態有用滾筒壓扁的押麥，及糯性且約米粒大小的糯麥，口感不同，可依喜好挑選，不妨與白米一起烹煮，加入湯品或燉菜烹調亦十分推薦，相信會是一道令人滿意的菜餚。

五性	涼	五味	甘・鹹
歸經	脾・胃	產季	整年
類型	虛弱毒素、浮腫毒素、缺水毒素		

值得關注的成分

●膳食纖維：大麥含有豐富的水溶性及非水溶性膳食纖維，可抑制血糖值急速上升。水溶性膳食纖維容易在腸胃道內發酵，有效維持腸道健康。

麵粉

清心火，調整心臟功能、提振精神。亦有助於水分代謝恢復正常。

[熱] [水] [血]

麵粉（小麥）可清心火、安神、有效改善焦躁、伴隨潮熱的失眠等症狀，又可提振腎功能、改善排尿困難，有助於水分代謝恢復正常。藉此作用，亦有益於改善慢性腹瀉。

此外還可補血，幫助改善臉色蒼白、心悸或暈眩等虛弱毒素的不適症狀。

【不適症狀】

排尿異常、頻尿、慢性腹瀉、多汗
焦躁、心悸、焦慮、多夢
情緒不穩、情緒低落
暈眩、心悸

【搭配食材】

➕ 馬鈴薯

➕ 咖哩粉

➕ 肉桂

馬鈴薯補氣，可促進小麥的功效，做成馬鈴薯麵疙瘩好消化。

咖哩粉性溫熱，可使麵粉的涼性更溫和，吃咖哩時不妨搭配印度烤餅、全麥烤餅。

體寒時，不妨於餅乾、鬆餅等佐以熱性的肉桂增添香氣。

【烹調技巧】

全麥麵粉含豐富的膳食纖維，粉末細緻得令人出乎意料，方便製成各種麵食且依舊美味，不妨用來製作全麥麵包、烤餅或餅乾，相較於白色麵粉風味更勝，簡單的麵包就能吃出小麥的原始味道，是全麥麵粉的魅力所在。

| 值得關注的成分 | ●麩質：小麥的蛋白質之一，有些人對麩質過敏，抑或是造成某種疾病的來源，須小心注意。 |

 五性　涼　　五味　甘

 歸經　心・脾・腎　　產季　整年

類型　虛弱毒素、壓力毒素

米

氣　胃腸

體力元氣的來源。

改善疲勞，補充元氣，健胃整腸。

米（粳米）是所有體質年齡補充體力及活力的好食材，可調節脾、胃腸功能，改善食慾不振、消化不良，能藉此補充體力、增加活力及對抗疾病的抵抗力。米又有鎮定焦躁的作用，對焦躁引起的口乾亦有效，可說是有助於安撫身心的好食材。

【不適症狀】

食慾不振、消化不良
體力下降、精神不濟
焦躁、口乾
易受風寒

【搭配食材】

  ＋玉米

  ＋納豆

 ＋味噌

健胃的最佳拍檔，做成拌飯可在夏天補充身體能量。

整胃的最佳拍檔。納豆含有豐富的維生素B1，可補充米的不足。

益胃的最佳組合。血路不通毒素造成胃不適時，極為推薦。

【烹調技巧】

糙米的營養價值比米高，維生素、膳食纖維豐富，作為藥膳雖有養肝補腎的作用，但不易消化，胃不適時應避免食用。健康人士也不宜多食。

 五性　平　　 五味　甘

 歸經　脾·胃　 產季　整年

類型　虛弱毒素、營養不良毒素

值得關注的成分　●維生素B1：糙米含量豐富，但碾成精米後含量銳減。維生素B1是將碳水化合物轉換成能量不可或缺的維生素，如欲在米飯中攝取，建議選七分米或胚芽精米。

蕎麥

清熱行氣，健胃整腸。
亦可改善焦躁、緊張的情況。

氣
熱
胃腸

蕎麥清瘀熱、降火氣，能改善潮熱、頭昏、熱造成的頭痛、焦躁。可健脾，調整胃功能，對食慾不振、消化不良等不適也有效。此外，因緊張引發噁心想吐或腹部有腫脹感時，蕎麥也是非常好的食材，中暑、夏季倦怠症、壓力過大導致食慾下降時不妨食用。

【不適症狀】

食慾不振、消化不良、軟便
緊張、想吐、腹脹
潮熱、頭昏
頭痛、焦躁
夏季倦怠症

【搭配食材】

＋ 青蔥

溫性的青蔥可使蕎麥的清熱效果更溫和，作為辛香料再適合不過。

＋ 蘿蔔

促進消化吸收的最佳拍檔，兩者皆有清熱效果，不妨撒一點辣椒粉。

＋ 山芹菜

山芹菜行氣，可望效果加倍，不妨在溫熱的蕎麥麵中佐以滿滿的山芹菜。

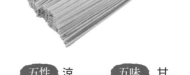

五性	涼	五味	甘

歸經 脾・胃・大腸

產季 整年

類型 虛弱毒素、壓力毒素

【烹調技巧】

不妨試用蕎麥米。蕎麥米是將煮過的蕎麥去殼後乾燥而成，可與米一起煮或做成雜炊、湯品，易熟好烹煮。隨時備存，忙碌時就像麥片一樣可輕鬆快速食用。

值得關注的成分 ●芸香苷：多酚的一種，具有強烈的抗氧化作用，有益維持微血管健康，預防高血壓、動脈硬化，但不少人對此過敏，應小心注意。

薏仁

提高胃腸功能，促進水分代謝，排出廢物。

[熱] [水] [胃腸] [解毒]

薏仁可調節脾功能，提高胃腸功能，藉此促進水分代謝，有助於改善浮腫、頻尿、腹瀉等症狀，又可舒緩因體內水分累積造成的肌肉及關節僵硬，對風濕、神經痛等亦有效。此外，薏仁還有清瘀熱，排出體內廢物作用，亦有助於改善粉刺、面皰、疣、黑斑。

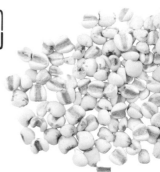

【不適症狀】

浮腫、頻尿
食慾不振、腹瀉
潮熱、頭昏
粉刺、面皰、疣、黑斑
肌肉與關節僵硬

【搭配食材】

➕ 薑

薑性溫，可使薏仁的清熱效果更溫和，最適合做成薏仁湯。

➕ 高麗菜

舒緩胃不適的最佳拍檔，不妨一起煮湯，添加起司即成一道燴飯。

➕ 玉米

改善疙瘩的最佳拍檔，可以一起吃或將玉米茶與薏仁茶混合一起飲用。

【烹調技巧】

不妨煮一碗薏仁粥備用。洗淨浸泡一晚後，換水（約薏仁的四倍量）放入鍋內，煮沸後轉小火熬煮大約三十分鐘直到薏仁軟爛，可拌入湯品、沙拉、涼拌等食用。

（※懷孕期間應避免食用。）

五性	涼	五味	甘
歸經	脾·肺	產季	整年
類型	虛弱毒素、浮腫毒素		

值得關注的成分
● 作為中藥材的薏仁：在中藥材、民俗藥物中稱為薏苡仁，自古以來便用來治療疣，亦與其他中藥材搭配用於治療關節痛或肌肉痛。

肉類‧海鮮 蛋‧牛奶

肉類、海鮮、蛋及牛奶補氣血，養五臟，
打造身體基礎，協助排出毒素。

雖然作為排毒食材的功效不大，
但在協助改善體質及不適等方面卻有十分重要的功效。

五性各有不同，所以應確實了解各項食材特徵。

身體虛弱時，
建議挑選低脂、好消化的食材。

Meat, Fish,
Egg, Milk

肉類

補氣血，協助五臟功能，增強體力，幫助排毒。

肉類補氣血，養五臟，可改善體力下降及胃腸不適，不妨將之視為替蔬菜、豆類、海藻、水果等發揮排毒功效打造基礎的食材。然而，身體不適時，吃太多肉類會造成胃腸負擔，宜酌量並採用好消化的烹煮方式烹調。

雞肉

補氣暖胃，改善胃不適、減輕胃的負擔，滋養強身，對抗虛弱毒素極佳。

五性	溫
五味	甘
歸經	脾・胃
產季	秋
類型	虛弱毒素、營養不良毒素

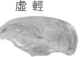

牛肉

補氣血又健胃，可改善食慾不振、腹瀉、疲勞、無精打采、雙腿無力。

五性	溫
五味	甘
歸經	脾・胃
產季	整年
類型	虛弱毒素、營養不良毒素

其他肉類

羊肉熱性，暖胃腸、改善體寒造成的胃痛、食慾不振。

鴨肉涼性，滋潤身體。

馬肉寒性，清熱，改善焦躁、頭昏。

牛肝・豬肝・雞肝補血補肝，改善眼睛不適。

雞胗對消化不良、胃脹很有效。

豬腳滋潤皮膚，改善黑斑、乾燥。

豬肉

提高腎功能，補氣血、調節脾胃功能，可改善胃腸、滋潤全身。

五性	平
五味	甘・鹹
歸經	脾・胃・腎
產季	整年
類型	虛弱毒素、營養不良毒素

這類食材特徵大多補氣血，滋養身體。

海鮮

海鮮與肉類同樣可增強體力，且魚類脂肪大多不會造成血液循環凝滯，亦適合血路不通毒素類型。此外，有別於肉類不分產季，海鮮產季分明，貝類等還具有清熱性質。不妨順應季節，依體質及不適症狀來挑選合適的海鮮。

青魚

竹筴魚、青花魚、沙丁魚、秋刀魚、鰤魚等皆屬青魚，補血暖胃，促進血液循環。

五性	溫
五味	甘・鹹
歸經	胃・腎
產季	整年
類型	虛弱毒素、血路不通毒素、營養不良毒素〈※竹筴魚的屬性〉

白肉魚

包括鯛魚、鮭魚、鱈魚、比目魚等，補血暖胃，行氣、促進水分代謝。

五性	溫
五味	甘
歸經	脾・胃
產季	整年
類型	虛弱毒素、壓力毒素、營養不良毒素〈※鮭魚的屬性〉

貝類

蛤仔、蜆、文蛤、帆立貝清熱補腎，促進水分代謝。

譯註：蛤仔和文蛤都屬於蛤蜊的一種。

五性	寒
五味	甘・鹹
歸經	肝・脾・腎
產季	春
類型	營養不良毒素、浮腫毒素、缺水毒素〈※蛤仔的屬性〉

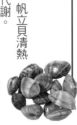

其他海鮮

花枝滋潤補血，可改善月經不順或更年期不適。

章魚補氣血，強健肌肉及骨骼。

蝦子暖身，滋養強身。

螃蟹清熱利水，緩解血液凝滯。

星鰻・鰻魚補氣血，改善眼睛不適。

牡蠣雖為貝類但屬平性，可補血滋潤，安神紓壓。

蛋

[潤] [血] [熱] [解毒]

補血增強體力，
清熱、滋潤身體。

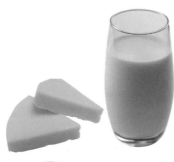

蛋黃補血，具有滋潤身體的作用，可補充營養及水分，改善疲勞，增強體力。蛋白清熱解毒，可改善眼睛充血、喉嚨痛、咳嗽等症狀。全蛋食用可舒緩失眠、多夢、焦慮。

五性	平
五味	甘
歸經	脾·肺·胃
產季	整年
類型	營養不良毒素、缺水毒素

【不適症狀】

疲勞、體力下降、虛弱體質
精神焦慮、失眠、多夢
眼睛充血、潮熱、頭昏
咳嗽、喉嚨痛

牛奶

[潤] [氣] [血]

補血潤腸，
改善排便或皮膚及頭髮的乾燥情況。

牛奶補血養五臟，可將營養輸送全身。潤腸養肺，改善便祕、皮膚及頭髮的乾燥，亦有助於改善缺血造成的焦慮或失眠。起司、優格亦具有相同功效。

五性	平
五味	甘
歸經	心·脾·肺·胃
產季	整年
類型	虛弱毒素、營養不良毒素

【不適症狀】

疲勞、體力下降、虛弱體質
壓力過大、失眠
喉嚨乾、便祕
皮膚乾燥

調味料‧油
茶‧酒

做菜時不可或缺的調味料及油品亦有五味五性，作用於不同的五臟器官。

為餐點增色的茶、酒也同樣各有不同性質及功效。

深入了解，有助於日常飲食排毒更順利。

Seasoning
Oil, tea,
Alcoholic
beverage

調味料

了解各種調味料的性質來添加於菜色中，可幫助排毒，但切勿為了增強作用，調味過重。

鹽

清瘀熱、解毒。

五性	寒
五味	鹹
歸經	胃・小腸・大腸
產季	整年
類型	壓力毒素

醬油

清熱，減緩壓力。

五性	寒
五味	鹹
歸經	脾・腎
產季	整年
類型	壓力毒素

味噌

利水，改善焦躁。

五性	寒
五味	鹹
歸經	脾・腎・胃
產季	整年
類型	浮腫毒素

醋（黑醋）

行血，排出身體廢物。

五性	溫
五味	酸・苦
歸經	肝・胃
產季	整年
類型	血路不通毒素

蜂蜜

滋潤身體，改善疲勞和便祕。

五性	平
五味	甘
歸經	脾・肺・大腸
產季	整年
類型	虛弱毒素

味醂

活血，暖和身體。

五性	溫
五味	甘
歸經	脾
產季	整年
類型	虛弱毒素

砂糖（黑糖）

補血活血，暖和身體。

五性	溫
五味	甘
歸經	肝·脾·胃
產季	整年
類型	營養不良毒素

胡椒

溫暖腹部，改善胃不適。

五性	熱
五味	辛
歸經	胃·大腸
產季	整年
類型	虛弱毒素

芥末

暖胃，改善咳嗽。

五性	溫
五味	辛
歸經	脾·肺·腎
產季	整年
類型	虛弱毒素

豆瓣醬（含辣椒）

暖胃，改善食慾不振。

五性	溫
五味	鹹·辛
歸經	心·脾·胃
產季	整年
類型	虛弱毒素

辣椒

暖和身體，改善胃不適。

五性	大熱
五味	辛
歸經	心·脾·胃
產季	整年
類型	虛弱毒素

肉桂

散寒，改善胃痛、腹痛。

五性	熱
五味	辛·甘
歸經	肝·心·脾·腎
產季	整年
類型	虛弱毒素

花椒

散寒，改善胃痛、腹痛。

五性	熱
五味	辛
歸經	脾·肺·腎
產季	整年
類型	虛弱毒素

豆豉

清熱，舒緩壓力，預防風寒。

五性	寒
五味	苦·鹹
歸經	肺·胃
產季	整年
類型	壓力毒素

薑黃

促進血液循環，改善關節痛。

五性	寒
五味	苦·辛
歸經	肝·心
產季	整年
類型	血路不通毒素

番紅花

通氣血，促進血液循環。

五性	平
五味	甘
歸經	心·肝
產季	整年
類型	血路不通毒素、壓力毒素

肉豆蔻

溫暖胃腸，提高胃腸功能。

五性	溫
五味	辛
歸經	脾·胃·大腸
產季	整年
類型	虛弱毒素

油

油亦有五味五性，作用於不同的五臟器官。了解各種油品性質，搭配食材增添美味，幫助排毒。

芝麻油

滋潤大腸，改善乾燥、便祕。

五性	涼
五味	甘
歸經	肺・大腸
產季	整年
類型	虛弱毒素

橄欖油

清肺熱又潤肺，改善喉嚨問題。

五性	涼
五味	酸・甘
歸經	肺・胃・大腸
產季	整年
類型	缺水毒素

菜籽油

促進血液循環，清瘀熱。

五性	溫
五味	苦
歸經	肝・脾・肺
產季	整年
類型	血路不通毒素、缺水毒素

奶油

補五臟，滋養強身。

五性	寒
五味	甘
歸經	肝・脾・肺・腎
產季	整年
類型	虛弱毒素、營養不良毒素

豬油

滋潤身體，改善乾燥。

五性	涼
五味	甘
歸經	脾・肺・大腸
產季	整年
類型	虛弱毒素、缺水毒素

茶

了解日常飲用的茶品特性，顧及身體狀況與不適。所有茶種都切勿為了追求效果而過度飲用。

咖啡

安神紓壓，改善浮腫。

五性	平
五味	苦
歸經	心·肺
產季	整年
類型	壓力毒素

紅茶

暖和身體，改善乾渴及困倦。

五性	溫
五味	甘·苦
歸經	心·肺
產季	整年
類型	浮腫毒素

烏龍茶

利水，改善消化不良。

五性	涼
五味	甘·苦
歸經	脾·肺
產季	整年
類型	浮腫毒素

綠茶

清熱滋潤，減緩乾渴。

五性	涼
五味	甘·苦
歸經	肝·心·肺·脾
產季	整年
類型	浮腫毒素

茉莉花茶

行氣，改善失眠或多夢。

五性	溫
五味	甘·辛
歸經	肝·心·脾
產季	整年
類型	壓力毒素

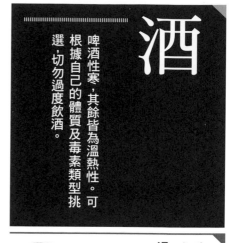

酒

啤酒性寒，其餘皆為溫熱性。可根據自己的體質及毒素類型挑選，切勿過度飲酒。

葡萄酒

行氣，改善失眠、焦慮。

五性	溫
五味	酸·甘·辛
歸經	肝·心·脾
產季	整年
類型	壓力毒素

日本酒

通氣血，改善手腳冰冷、疼痛。

五性	溫
五味	苦·甘·辛
歸經	肝·心·肺·胃
產季	整年
類型	壓力毒素

燒酎

通血，散寒化痰。

五性	熱
五味	甘·辛
歸經	心·膽·胃
產季	整年
類型	壓力毒素

啤酒

利水，清胃熱。

五性	寒
五味	苦·辛
歸經	肝·脾
產季	整年
類型	壓力毒素

威士忌

暖身，改善壓力。

五性	熱
五味	苦·辛
歸經	肝·心
產季	整年
類型	壓力毒素

其他類　茶／酒

食材名稱索引

* 以中文字首筆劃排列

養生食療全書

居家外食都OK！**184**種常見排毒食材，
調整體質從「吃」開始

作者藥日本堂 (監修)
譯者林姿呈
主編吳佳臻
責任編輯孫珍
封面設計羅婕云
內頁美術設計李英娟

執行長何飛鵬
PCH集團生活旅遊事業總經理暨社長李淑霞
總編輯汪雨菁
行銷企畫經理呂妙君
行銷企劃專員許立心

出版公司
墨刻出版股份有限公司
地址：台北市104民生東路二段141號9樓
電話：886-2-2500-7008／傳真：886-2-2500-7796
E-mail：mook_service@hmg.com.tw
發行公司
英屬蓋曼群島商家庭傳媒股份有限公司城邦分公司
城邦讀書花園：www.cite.com.tw
劃撥：19863813／戶名：書虫股份有限公司
香港發行城邦（香港）出版集團有限公司
地址：香港灣仔駱克道193號東超商業中心1樓
電話：852-2508-6231／傳真：852-2578-9337
城邦（馬新）出版集團 Cite (M) Sdn Bhd
地址：41, Jalan Radin Anum, Bandar Baru Sri Petaling, 57000 Kuala Lumpur, Malaysia.
電話：(603)90563833 ／傳真：(603)90576622／E-mail：services@cite.my
製版・印刷藝樺彩色印刷製版股份有限公司・漾格科技股份有限公司
ISBN978-986-289-696-9・978-986-289-697-6 (EPUB)
城邦書號KJ2048 **初版**2022年3月 **四刷**2022年10月
定價380元
MOOK官網www.mook.com.tw
Facebook粉絲團
MOOK墨刻出版 www.facebook.com/travelmook

YAKUZEN・KAMPO NO DOKUDASHI SHOKUZAITAIZEN：ITSUMONO MIJIKANA SHOKUZAI 184SHU
Supervised by Kusurinihondo
Copyright © Kusurinihondo, 2021
All rights reserved.
Original Japanese edition published by KAWADE SHOBO SHINSHA Ltd. Publishers

Traditional Chinese translation copyright © 2022 by MOOK PUBLICATIONS CO., LTD.
This Traditional Chinese edition published by arrangement with KAWADE SHOBO SHINSHA Ltd.
Publishers, Tokyo, through HonnoKizuna, Inc., Tokyo, and Keio Cultural Enterprise Co., Ltd.

國家圖書館出版品預行編目資料

養生食療全書：居家外食都OK!184種常見排毒食材,調整體質從「
吃」開始/藥日本堂監修；林姿呈譯. -- 初版. -- 臺北市：墨刻出版
股份有限公司出版：英屬蓋曼群島商家庭傳媒股份有限公司城邦分
公司發行, 2022.03
160面；14.8×21公分. -- (SASUGAS；48)
譯自：薬膳・漢方の毒出し食材大全：いつもの身近な食材 184種
ISBN 978-986-289-696-9(平裝)

1.CST: 食療 2.CST: 養生 3.CST: 中醫
413.98   111001169